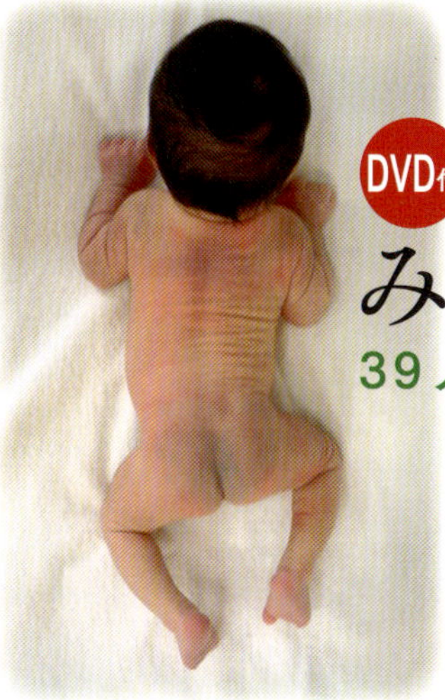

DVD付

みんなのお産

39人が語る「お産といのち」

きくちさかえ 編著

現代書館

はじめに

「お産」というとなにを思い浮かべるでしょう。

医療、文化、陣痛や赤ちゃん。もちろん安全性はその要《かなめ》といわれています。でも、お産でいちばん重要なものは、産む人・生まれる人がもつ力です。それは「いのち」の力でもあります。

震災のあと、新しいいのちの誕生がニュースになりました。多くの人々が犠牲になった被災地で、生まれた赤ちゃんたちのことが新聞やテレビで取り上げられました。電気や通信が途絶えた中で、病院や助産院のほかにも、駐車場や自宅、あるいは避難先の民家の和室での誕生もありました。

赤ちゃんが生まれたという報道によって、人々の心にぽっと光が差したことが、被災地からのニュースで伝わってきました。お産の意味、それは「新しいいのちの誕生は人々に希望を与える」という、とてもシンプルなことでした。

「いのちの誕生＝お産」が希望だということを、もう一度確認することができたら、お産はもっと豊かで楽しいものになる。子どもの笑い声が街に響く、そんな社会へ希望をつなぐことができます。

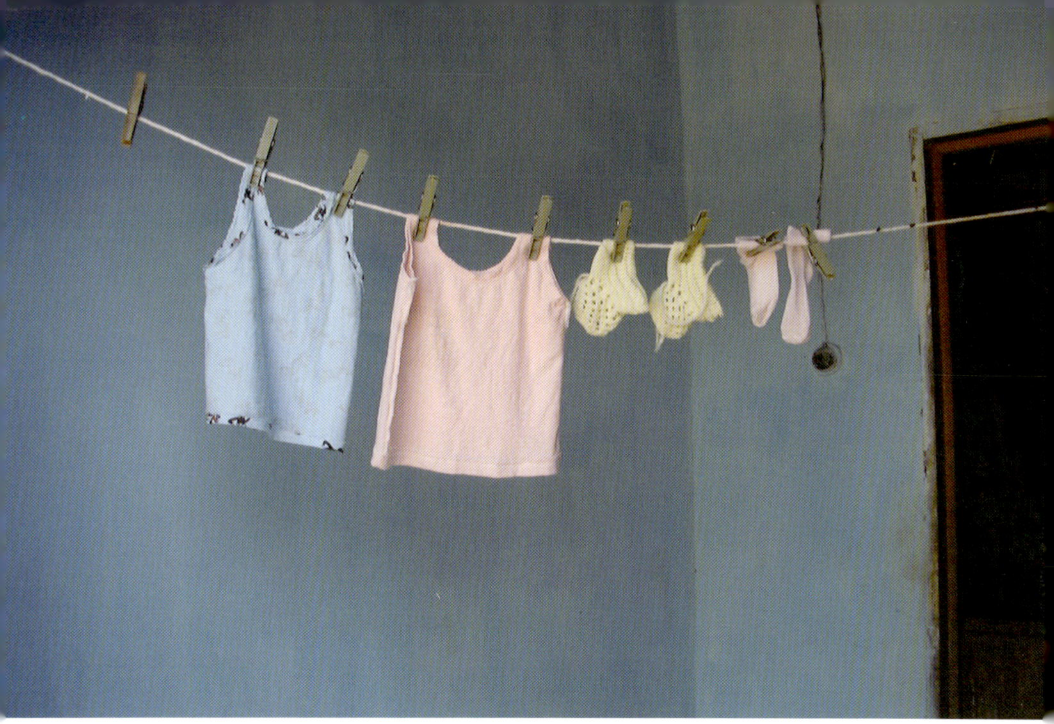

お産はだれのものでしょう。お産がめざすもの、それはなんでしょうか。

お産は、産む人、生まれる人のためだけにあるのでしょうか。めざす先は、医療の発展とその成果でしょうか。少子化が問題視されているように、社会は「子ども」の誕生を望んでいます。

DVD「みんなのお産」と本書では、「お産」という言葉を使っています。「お産」は、産む人や家族、コミュニティーで語られてきた生活に根ざした言葉です。「出産」という言葉には、社会的広がりが感じられます。

さらに「分娩」という専門用語があり、こちらは医療的な印象を与えるかもしれません。

DVD に登場する人たちは「お産」という言葉を、妊娠・出産・産後を分断しないで、すべてを包みこむ意味合いとして語っています。妊娠して、おなかが大きくなって、子宮の中で動く人がいて、産んで、生まれて、抱いて、育っていく。それは病気でもなく、手術でもない。生活の中で生きていく過程で、それは女性のからだをとおして連続的に起こる出来事です。

そうしたことを包括的にとらえる概念が、今はほとんどなくなっているように思います。それはお産についての語りが、専門家と呼ばれている医療者に偏っているからかもしれません。

みんなでお産について、語り、考えていきたい。そう思って私は１年をかけて全国をまわり、当事者や被災地の方々、支援者・研究者・哲学者・助産師・医師など 39 人以上の方々にお会いして、話を聴いてきました。「お産の魅力」と「今の課題」を語っていただくことで、充実した時間が積み重ねられていきました。DVD「みんなのお産」は、その言葉を１本の映像としてつなげた記録です。

「いのちの誕生＝お産」は少子高齢社会の今、さまざまな方面で注目を集めています。この DVD と本書が、改めてお産とはなにかを考える機会になればと願っています。

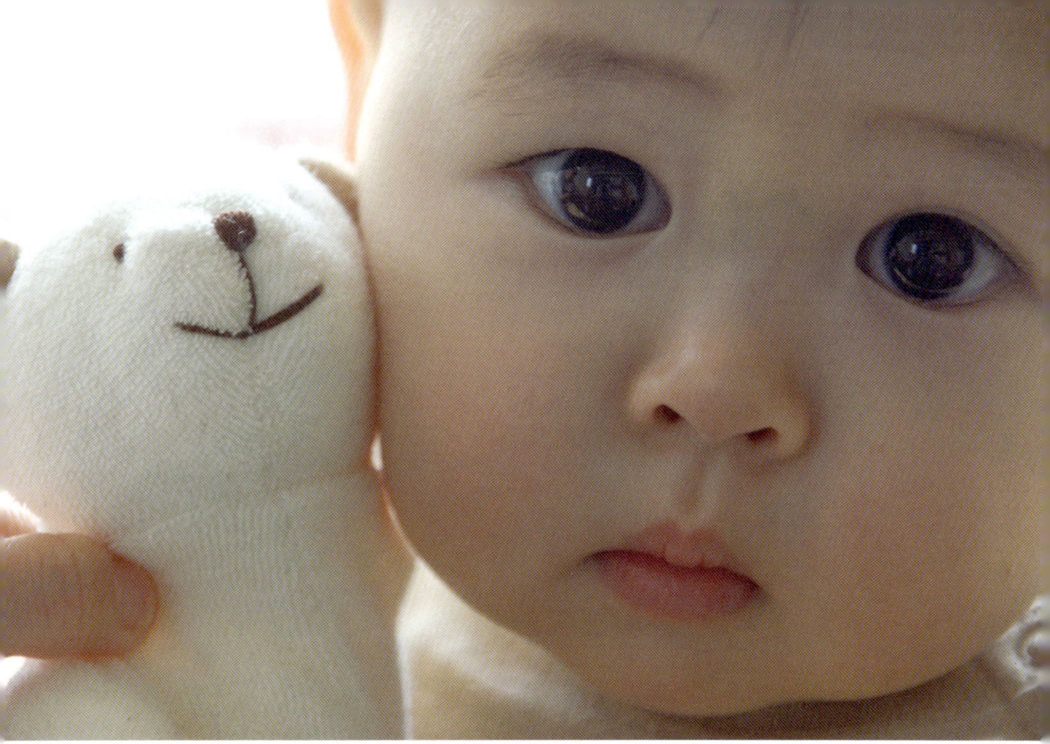

目次

はじめに 2

みんなのお産……………8

ミシェル・オダン　医師・プライマルヘルスリサーチセンター所長（イギリス）10
ウルフ・シーヘンヒューベル　医師・マックスプランク研究所教授（ドイツ）14
池川 明　産婦人科医・池川クリニック院長（神奈川県）15
飯村ブレット　バースエデュケーター（アメリカ）16
吉田美穂子　クローバーの会代表（神奈川県）18
大池さおり　グラフィックデザイナー（長野県）18
竹村絵実　サラママヨガ代表（東京都）18
プリチャード麻美　バーストーク主宰・看護学生（岡山県）19
小野田レイ　マタニティーアドバイザー・国際中医師（東京都）19
徳廣直子　きょうとお産といのちの会代表（京都府）21
丹家 歩　産婦人科医・琉球大学医学部附属病院（沖縄県）22
光畑由佳　有限会社 モーハウス代表（茨城県）24
小川圭子　助産師・助産院いのち輝かせ屋代表（大阪府）28

2011年3月11日の体験……………30

伊藤朋子　助産師・とも子助産院院長（宮城県）32
小田嶋清美　助産師・あべクリニック産婦人科（宮城県）36
荒木裕美　NPO法人 ベビースマイル石巻代表（宮城県）40

医療の中で……………42

ウルフ・シーヘンヒューベル　医師・マックスプランク研究所教授（ドイツ）44
松岡悦子　文化人類学・奈良女子大学教授（奈良県）45
早乙女智子　産婦人科医・神奈川県立汐見台病院産科副科長（神奈川県）46
池川 明　産婦人科医・池川クリニック院長（神奈川県）48
信友浩一　医師・株式会社 信友ムラ事務所代表取締役（福岡県）52

社会の変化、生活の変化……………56

丹家 歩　産婦人科医・琉球大学医学部附属病院（沖縄県）57
中根直子　助産師・日本赤十字社医療センター周産母子センター看護師長（東京都）58
大牟田智子　助産師・春日助産院院長（福岡県）60
松岡悦子　文化人類学・奈良女子大学教授（奈良県）62
河合 蘭　出産ジャーナリスト（東京都）66
三宅はつえ　助産師・公益社団法人 誕生学協会副代表理事（茨城県）70

寄り添う、待つ、信じる。……………72

沖野 幸　助産師・吉村医院元師長（愛知県）74
田中寧子　産婦人科医・吉村医院院長（愛知県）76
齋藤麻紀子　Umi のいえ代表（神奈川県）78
大谷タカコ　助産師・大谷助産院院長（大阪府）80
矢島床子　助産師・矢島助産院院長（東京都）82
小林由枝　助産師・野ノ花助産院院長（長野県）84
毛利種子　助産師・毛利助産所（兵庫県）86

めぐるいのち……………88

オンドレイ・ランダ　ミュージシャン・パフォーマー（チェコスロバキア）90
狩野蕗子　ダンサー（チェコスロバキア）92
細川徳栄　細川牧場長（福島県）94
丹家 歩　産婦人科医・琉球大学医学部附属病院（沖縄県）98
毛利多恵子　助産師・毛利助産所所長（兵庫県）102
水戸川真由美　公益財団法人 日本ダウン症協会理事（東京都）104
白井千晶　社会学・静岡大学（東京都）106
大葉ナナコ　公益社団法人 誕生学協会代表理事（東京都）108
長谷川 宏　哲学者（埼玉県）112
ウルフ・シーヘンヒューベル　医師・マックスプランク研究所教授（ドイツ）116
吉村 正　産婦人科医・吉村医院元院長・相よるいのちの会理事長（愛知県）120

おわりに 122

みんなのお産

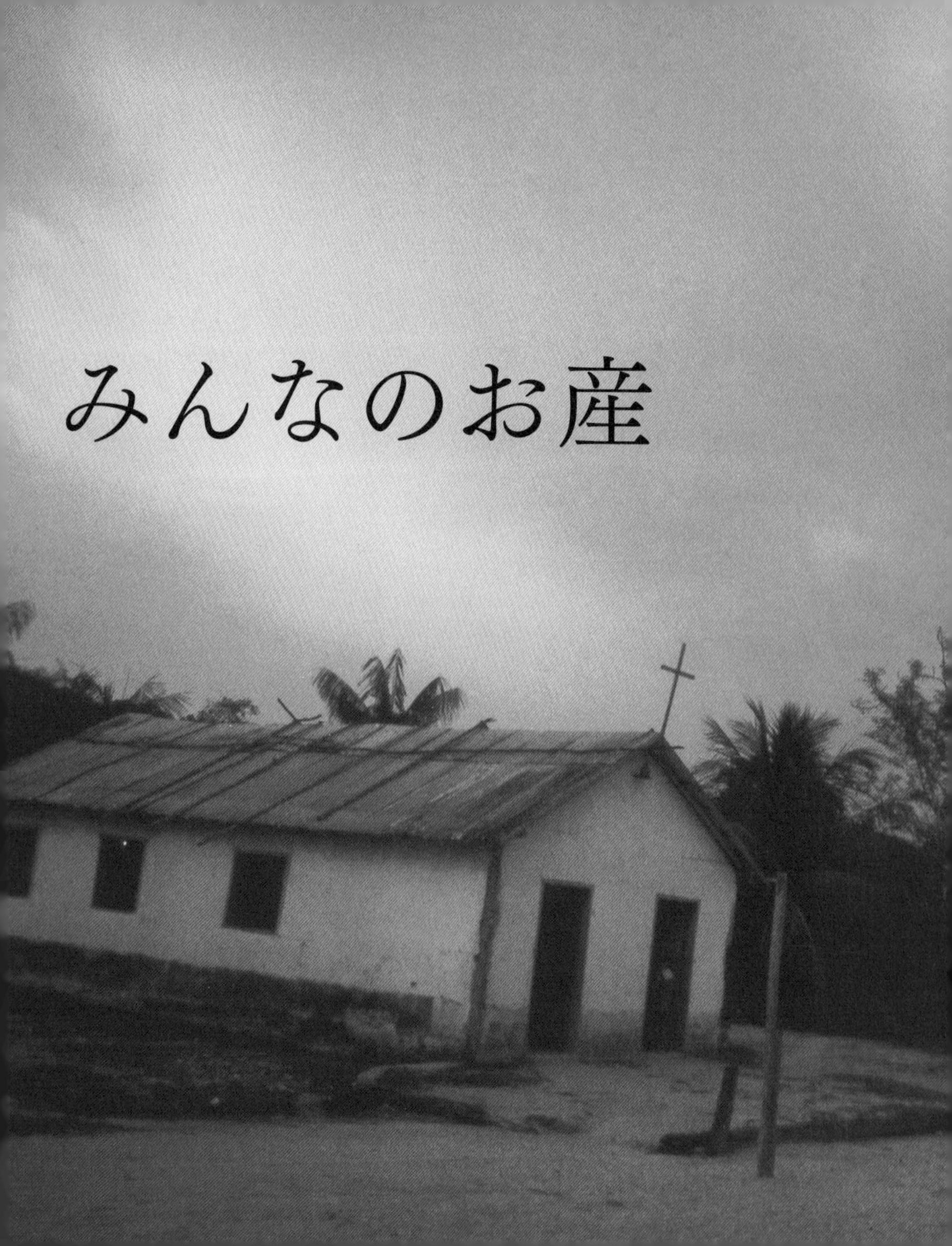

人類の未来にとって、真っ先に考えなければならないのは出産のあり方です。

オダン医師の存在を初めて知ったのは、1983年に出版された『水中出産』*という本でした。そのときの衝撃は今でも覚えていますが、プールの中で子どもを産むという方法はあまりに現実離れしているように思われて、遠いフランスでのおとぎ話のように感じたものです。ところが1990年代に入ると日本でも水中出産を取り入れるクリニックや助産院ができてきました。陣痛の緩和のために温水を利用する方法はその後、広がりをみせましたが、子どもを水中に産み出すことを目的とした水中出産は、現在ではほんの一部の施設で行われるにすぎなくなっています。この国では水中出産も、一時的なトレンド現象としてとらえられていたのかもしれません。

オダン医師にインタビューをするために、ロンドンの自宅兼研究所を訪れたこともありました。その後も、シドニー、フロリダ、ハワイ、フォルタレーザ（ブラジル）など、私の参加した国際会議には必ずといっていいほど、オダン氏はゲストスピーカーとして呼ばれていました。現代産科学とは別の潮流としてのオルタネイティブな出産を提唱する第一人者のひとりです。

「出産は新皮質ではなく、古い脳が司っている」というのがオダン氏の持

*『水中出産』英 隆、コリーヌ・ブレ共著（集英社 1983）

ミシェル・オダン　Michel Odent

医師・プライマルヘルスリサーチセンター所長
イギリス

1980年代前半にフランス・パリ郊外のピティヴィエ病院で、世界初の水中出産を行ったことで世界的に知られる存在となった。その後、プライマルヘルスリサーチセンターをロンドンに設立。科学的根拠に基づき、誕生前後の時期に形成される内分泌・免疫・神経系のシステムがその後の健康に影響を与えることに注目し、研究を重ねる。80歳を過ぎた現在も、世界各地で精力的に講演活動を続けている。著書『プライマル・ヘルス　健康の起源』（メディカ出版 1995)、『水とセクシュアリティ』（青土社 1995)、『バース・リボーン』（現代書館 1991）ほか。

論です。頭で考える新皮質はお産の生理的機能を抑制すると言います。

「新皮質のコントロールに支配されずに、周囲のことに気を使わず、叫んだり、姿勢を変えたり、自由に動き回ったりすることで、ほ乳類のように野性的に産むことができるのです。セックスのときと同じように、光や音、言葉などを気にしなければならない環境は出産には適していないのです」

出産を考えるとき、一般にふたつのアプローチがあるとされています。ひとつはお産を文化としてとらえ、文化面からみるアプローチ。もうひとつは、生理学的アプローチです。医学は生理学的アプローチのひとつの側面ですが、一方でまったく別の角度から、生物学や人類学としてとらえる見方もあります。

オダン氏は言います。

「何千年にもわたる出産にかかわる文化によって、出産はさまざまな意味づけがなされてきました。たとえばそれは語源にもあらわれています。『obstetrics（産科)』は“産婆”という意味のラテン語ですが、もともとは女性の前に立つという意味をもっています。また、へその緒を産後すぐに切るという儀礼も、女性はひとりでは産めない、お産には第三者が介入するもの

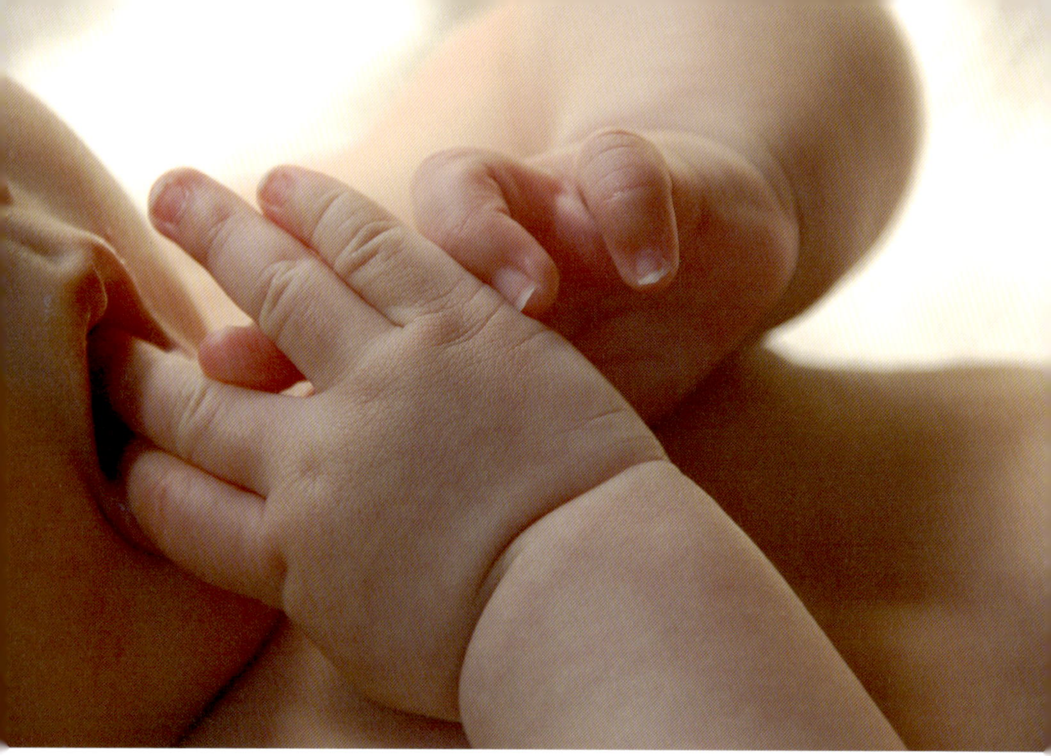

だという文化的意味づけがほどこされているのです」

近代産科学だけでなく、伝統的な儀礼などによっても、お産は文化的に意味づけられ、その影響下にあったと言います。

「近代産科学では、出産直後の母子分離があたりまえに行われてきました。だれもそれを疑問に思わなかったのですが、生まれたばかりの子どもにとって、母親との接触が必要だということが明らかになったのは20世紀後半になってからです。今では愛着形成の面からも、ホルモン研究からも、細菌学的知見からも、母子分離がよい影響を与えないことは検証されています」

こうした科学的根拠の積み重ねによって、これまでの出産文化を見直し、産科学的介入を減らすことは可能なはずだとオダン氏は言います。

「オキシトシンというホルモンが分泌し、それがお産の際に重要な役割を果たすにもかかわらず、現代では陣痛を促進させるために合成ホルモンが一般的に使用されているのです。こうした出産をコントロールする産科学のあり方や、合成ホルモンが新生児に与える影響について、またこうしたことが人類の未来にとってどのような影響を及ぼすのかという議論は、ほとんどなされていません」

オダン氏は、出産に関わるホルモンについて科学的に明らかにし、ほ乳類のもつ産む力を維持することが人類の未来にとって必要なことだと言うのです。「生まれ方は、その人の生涯にわたって健康に影響することが科学的に解明されています。世代を超えて影響する可能性もあります」

出生前後の、ホルモンの状態を含めた子どもの環境が、その人の一生の健康に影響してくるとするこの発言は、生まれ方しだいで個人の人格や健康のすべてが決まってしまうという誤解を生じさせるかもしれません。けれどここでのオダン氏の思考は、「人類の未来」という広い視野で語られていることに注目してみましょう。オダン氏は現代のパラダイム（科学上の問題を取り扱う前提となっている支配的なものの見方）が、お産のあり方とその後の健康との関係を無視して形成されつづけていることに対して警告を発しているのです。

「人類の未来にとって、真っ先に考えなければならないのは出産のあり方です。ですから私にとって出産は、なにより心が惹かれる対象なのです」

女性の子宮から
あのせまい産道を通って
赤ちゃんが出てくるのですよ！
これはもうまったく
信じられないほどの
生命の不思議です。

ウルフ・シーヘンヒューベル　Wulf Schiefenövel
医師・マックスプランク研究所教授
ドイツ

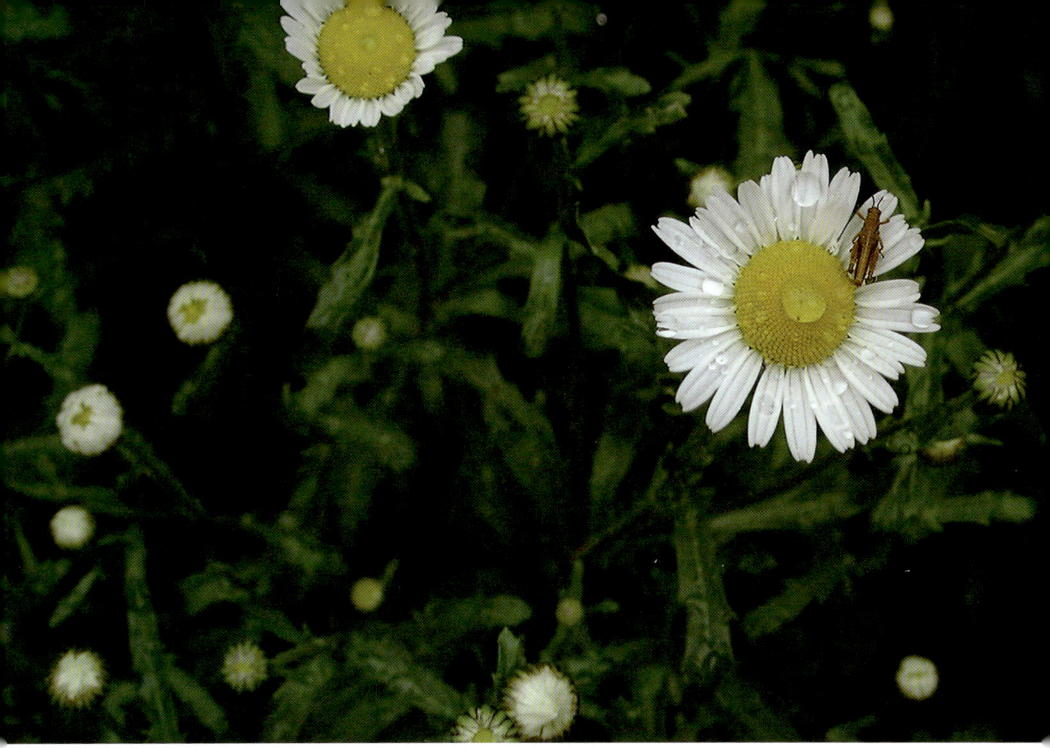

お産は
頭で考えるものではなく、
感じるものです。

池川 明
産婦人科医・池川クリニック院長
神奈川県

いのちが生まれる
ということは、
奇跡的なこと。

飯村ブレット
バースエデュケーター
アメリカ

ICEA（国際出産準備教育協会）会員。アメリカでバースエデュケーターの資格を取得。東京に20年間暮らし、主に在日外国人向けに出産準備クラスを開催していた。現在はマサチューセッツ州在住。出産準備クラス、出産に付き添うドゥーラ、日本とのスカイプ授業などで当事者支援を続ける一方、助産学生を対象にしたバースエデュケーター養成および認定を行っている。共著『ダブル２　普通って、なんだ？』(Kindle 2013)。

——バースエデュケーターをはじめ、お産や子育ての支援者は、自身の体験からその仕事を選んだ方が多いように思いますが、飯村さんもお産に魅了されたひとりでしょうか。

本当にお産が大好きです。私の心を揺さぶる情熱の源になっているものですね。子どもを産んで、その体験から産む女性たちの力になりたいと思って、バースエデュケーターになりました。いのちが生まれるということは、奇跡的なことです。それを少しでも手伝えるということは、とても光栄です。

——医療者とは別の立場から、産む女性たちを当事者の目線で支える仕事ですね。

そうです。今、お産はほとんど医学の領域で語られています。完全に医療の枠の中に入っているようなとらえられ方をされています。でもそれはちがうと思う。医学とお産というふたつの単語は、重なり合う部分もありますが、そもそも領域がちがうものです。もちろん必要な場合には医療技術を使いたいし、安全な環境は確保したい。でもそれ以前にお産には、もっと広い世界があります。まず、だれのためのお産かということを考えたとき、それは医学のためのお産ではなくて、女性や赤ちゃん、そして家族のためのものですよね。

——病院の中で行われているので、医療的行為とみなされることが多くなっています。

アメリカでは以前から帝王切開率が高かったのですが、日本も2000年以降、高くなってきています。不妊治療が普及するようになって、医療技術なくしては妊娠もお産もできないというような見方がでてきています。

でも、本来の人間の生物的なあり方を思い出せば、少しちがった方向がみえてくるのではないでしょうか。生物として、自分のからだはなにができるのか。からだの生理的機能を忘れてしまっている人が多いのかもしれません。もう少し動物としての野性的な感性を取り戻す方向を模索していくことも必要なのではないでしょうか。お母さんが自信をもって子どもに接することができたら、子どもも変わると思うし、世の中もそれでどんどん変わっていくと思うんですよね。

お産は気持ちがいい。
その日だけだったら、
何回やってもいいと思いました。

吉田美穂子
クローバーの会代表
神奈川県

３人の子を助産院で出産。自らの経験からお産や子育てについて語り合う場の必要性を感じて、「クローバーの会」を立ち上げる。定期的にお茶会やイベントを開催している。

子どもの頃からの
夢でした。
大好きな人の子が
おなかに宿る。
今、考えても、
泣きそうになります。

竹村絵実
サラママヨガ代表
東京都

出産後、それまで続けてきたYOGAを活かして、マタニティ・産後YOGAインストラクターの資格を取得。都内の産院やスタジオなどでクラスを開講している。誕生学アドバイザー。

お産で
なにか自分が
変われると
思ったんです。

大池さおり
グラフィックデザイナー
長野県

仕事でキャリアを積むことに邁進していた頃、妊娠をきっかけに吉村医院と出会う。妊娠中に糖やむくみが出たことから、食事の改善や散歩、薪割りに積極的に取り組む。お産をとおして自然を味方につける実践を学び、自然の中での暮らしを求めて長野県の山村に家族で移り住む。

私は毎回、
妊娠悪阻*で苦しむんですが、
産んだあとはそれを
すべて忘れられる。
その瞬間が好きなんですね。

プリチャード麻美
バーストーク主宰・看護学生
岡山県

総合病院で長男を出産し、その後３人の子どもを自宅で出産する。2008 年、横浜でお産のお話会「バーストーク」を始める。3.11 を契機に岡山県に家族で移住。助産師をめざして看護学校に入学し、勉強を始めた。

＊妊娠悪阻（にんしんおそ）: 重いつわりの症状

羊水の中から
赤ちゃんが生まれる。
地球から生まれてくるような
感じがします。

小野田レイ
マタニティーアドバイザー・国際中医師
東京都

自身の経験から出産準備教育や健康教育、中医学を学び、助産院やクリニックのほか、独自の出産準備クラス・産後クラスを開催し、妊娠前から育児まで継続的な支援を行っている。

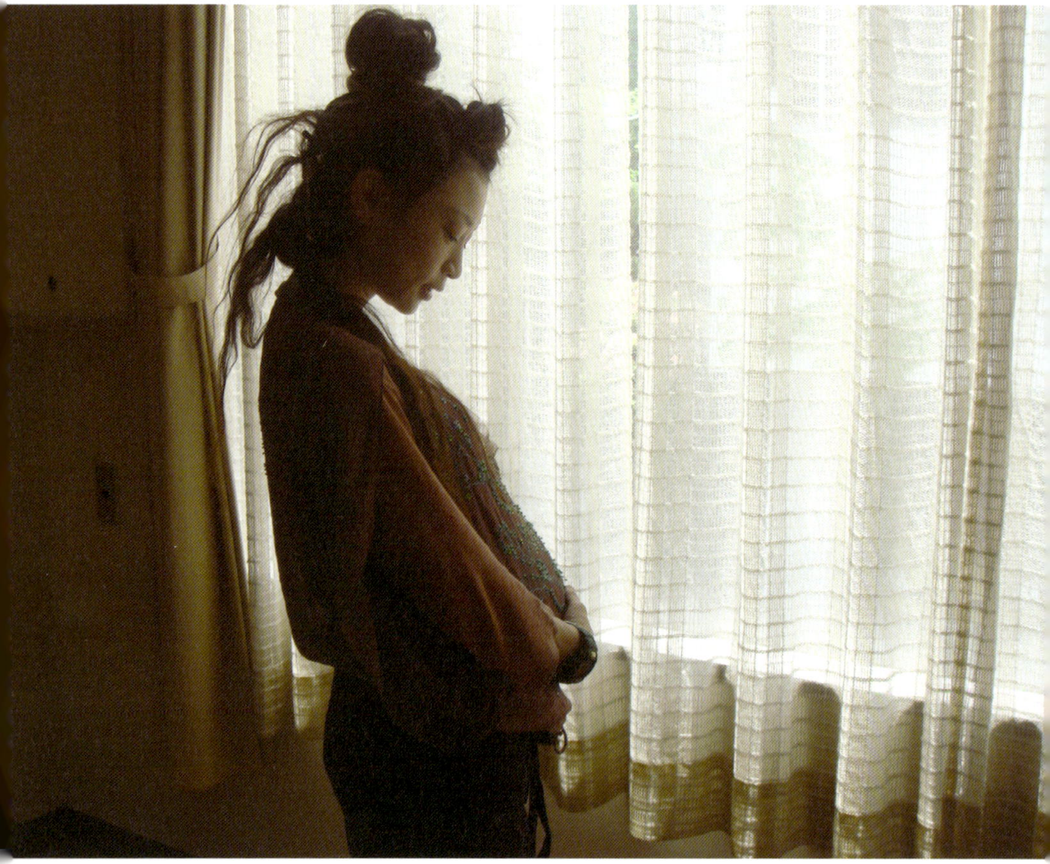

はらむたびに、
産むたびに、
夫を惚れなおす。
それで産みつづけている
ような気がします。

徳廣直子
きょうとお産といのちの会代表
京都府

あん摩マッサージ指圧師。助産院で１人目を産んだ体験が、からだと精神に深く刻まれ、お産の魅力に引き込まれた。2・3・4人目を自宅、5人目を病院で出産する。それぞれの妊娠中に記した胎児への日記をとおして、母子はつながり理解し合えることを実感したという。「きょうとお産といのちの会」のほか、助産師や妊娠中の人に向けた会を地域で主宰している。

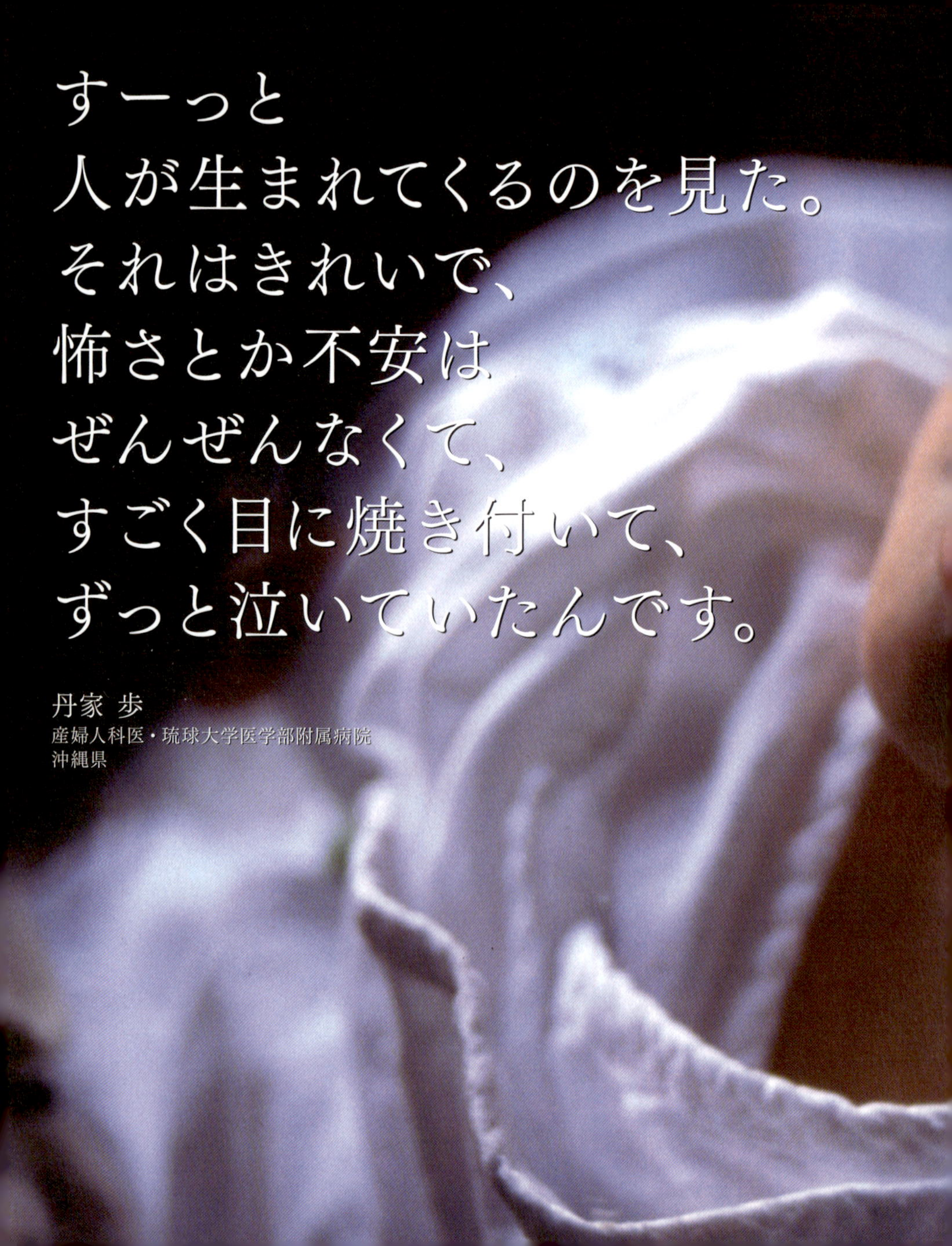

すーっと
人が生まれてくるのを見た。
それはきれいで、
怖さとか不安は
ぜんぜんなくて、
すごく目に焼き付いて、
ずっと泣いていたんです。

丹家 歩
産婦人科医・琉球大学医学部附属病院
沖縄県

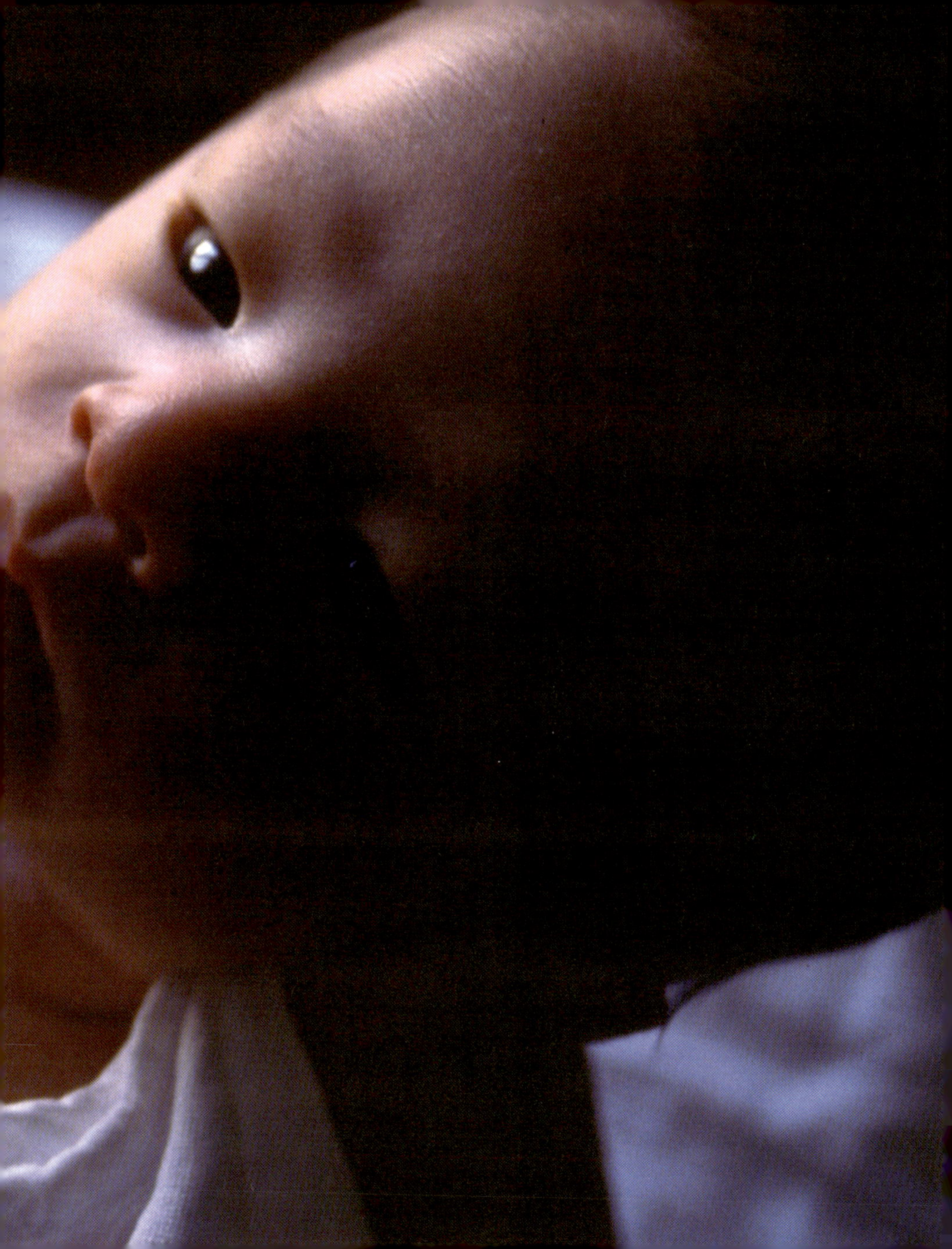

お産は
プチ出家のようなもの。
いのちを産みだすという
大きな出来事で、
人生を大きく
チェンジできる。

光畑由佳
有限会社 モーハウス代表
茨城県

お茶の水女子大学卒業後、(株)パルコ入社。2人目を出産後、電車内で授乳をした経験から、茨城県つくば市で授乳服メーカーを起業。授乳服の普及に務める。社員が働きやすい職場環境を実践した「子連れ出勤」が話題となる。女性のワークライフバランスに基づいた働き方の提案などにより、内閣府主催「女性のチャレンジ賞」や「女性起業家大賞優秀賞」など数々の賞を受賞。著書『働くママが日本を救う!』(毎日コミュニケーションズ 2009)

――光畑さんは授乳服メーカーを立ち上げて、商品の販売と同時に、働き方の提案をされています。

私は子どもを産んでモーハウスを立ち上げる前、女性のキャリアというのは、子どもを産んだらおしまいだと思っていました。まるで自分の仕事人生がそれによって終わりを告げるとさえ思っていたんですね。でも、これまでの人生を振り返ってみると、子どもを産んでからのほうが仕事の幅が広がったと思っているんです。子どものマネージメントなどをとおして、段取り力や短時間で集中する力のスキルが上がっていく。出産や子育ては、仕事にも使える人生のスキルを育ててくれると思います。

――出産や子育てで社会から一時的に離れるということは、決してマイナスにはならないということでしょうか。

出産って、プチ出家みたいなものだってよく言うんですよ。今まで思いこんでいた人生だとか、なにも考えないできた人生を、自分が生命を産みだすという大きな出来事で、大きくチェンジできる。その間、ちょっとだけ社会から離れる時間もあって、自分のことを見直せる。だから女の人は、バックパックを背負って自分探しにインドに行かなくていい（笑）という話をしたりするんです。インドへ修行に行ったり、滝に打たれたりするくらい、まさにそれ以上のインパクトが、お産や子育てにはある。そういった意味でも、とっても女性っていうのは得だなあって思います。

――ご自身の体験はいかがでしたか。

私は独身の頃、ある雑誌でフランスでの水中出産の記事に興味をもちました。その後、たまたま授かったので、水中出産ができるということで助産院に出会いました。ただ、その頃は夜中まで寝ないで仕事をしていたものですから、結果は病院出産になって、2人目と3人目は水中出産でした。でも、最初に助産院に出会っていたので、私は出産というのは自然なものだと思えていたんですね。

もともとの私は、理論立てて細かく情報を分析して物事を進めなければと思っていたタイプの人間なんですけれど、お産のときには理詰めの頭を捨てて、自然であるほうがきっといいんだろうと思って。病院で産んだときも、今までにないような、まさにインドへ修行に行ったくらいのインパクトのある体験でした。やはりあのお産があったから、それまでの自分の生き方や考え方をリセットして、新しい自分を探してみようと意識することができたのかなって思います。モーハウスという、お母さんと赤ちゃんのための服を作る、女性を支援する仕事に出会えたのも、まさにあのお産がきっかけだったと思いますね。

日本の女性って、すごくまじめだし、がんばっちゃう。お産は、そういう自分をちょっと楽にしたり、ゆるめるための、いい機会になると思います。なんといっても自分のからだが生命を産みだして、胸からおっぱいが出るのですから。それは一生を変える出来事になりますよね。

——光畑さんにとっても大きな転換点になったのですね。

自分に子どもができて気がついたことはたくさんあります。たとえば子育ては大変と思っていたけれど、その大変さは一人きりでの子育てが大きな要因だということ。たとえば授乳服のようなちょっとした後押しで、あたりまえのように赤ちゃんといっしょに出かけられて楽になれるということ。そして、育児をしながらでも社会とつながれるやり方や、どうやったら楽に働けるかを考えた結果、生まれたのは子連れ出勤でした。

会社に子どもがいたら仕事にならないと思われますけど、そんなことはなくて、みんな仕事が速いし、子どもが飽きないうちに帰ろうと思うから集中して仕事をします。赤ちゃんも、お母さんの近くにいていつでもおっぱいが飲めるので落ち着いています。お母さんたちはいつも、育児をしながら家事をしてきましたよね。育児と家事がいっぺんにできるんだから、育児と仕事もいっぺんにできるんです。

——発想や価値の転換ですね。

3.11の大震災のとき、つくばは震度6でした。大混乱しましたが、モーハウスが休んだのは1日だけでした。子連れですから、ふつうだったら仕事を続けるのは難しいと思われますよね。でも結果としてほとんどの社員が、子どもを連れて会社に来たんです。幸い停電にはならず、インターネットはつながっていました。子連れの人はいつ子どもが熱を出すかわからないから、常に、急場の備えはできているんです。それが有効に生かされて、非常事態でも対処でき、被災地に授乳服を届けることもできました。

これまで社会の価値観は、大きい会社や、都会や、男性のほうが有利というものでした。小さい会社や、地方、女性は不利だと思いこんでしまっている。でも、このときのモーハウスは、小さくて地方で女性だからこそ、仕事が続けられた。そうした価値観の逆転現象のようなものが、3.11をきっかけとして今、起こりつつあると感じます。

アフリカに行ったら、誕生というのはそんなにスペシャルじゃないんですよ。動物としての原点です。

小川圭子
助産師・助産院いのち輝かせ屋代表
大阪府

助産師として勤務後、オーストラリアに留学。その後、10年間にわたり国際協力活動に従事する。訪れた国は57カ国。母子保健の専門家や国際緊急援助隊医療チームの一員などとしてインド、セネガル、カンボジア、モロッコ、ミャンマー、パキスタンなどに派遣される。現在は母子訪問や講演活動、イベントの開催、子育て支援活動などに関わるほか、大学講師やいのち輝かせプロジェクト代表も務める。著書『「育てにくい子」に不安を感じたときの子育て』(PHP 2014)、『子育てに困ったママを救う本』(成美堂出版 2012)

——世界各地で助産師として活動してきた経験から、日本とのちがいを感じますか。

アフリカに行ったら、誕生というのはそんなにスペシャルじゃないんですよ。日常というか。人間として生まれてきて子孫を残していくのは、あたりまえの営みであって、動物であってもみんな、そうじゃないですか。日本だと、お産というと夢を描いていて、とてもスペシャルなものであって、特別なんですけど。アフリカだと日常であり、でも命がけであり、でもその運命もすべて受け入れているというか。本

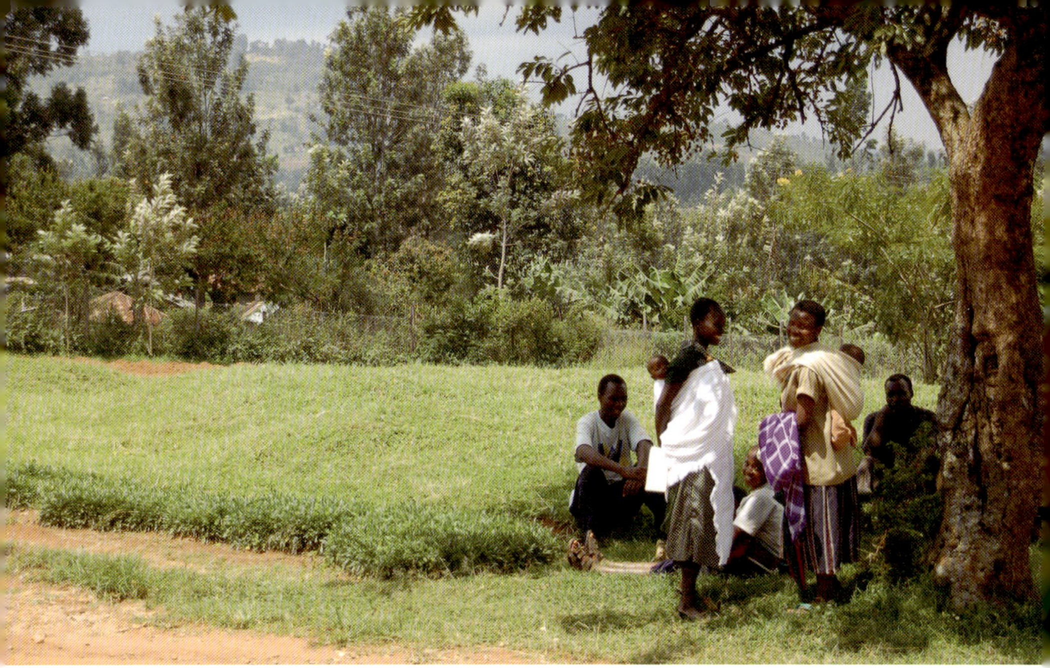

当に人間としての原点、動物としての原点だと感じます。

——子育ての環境はいかがでしょう。

日本は世界中からあこがれられている国です。便利なものはいっぱいあるし、モノもたくさんある。子育て環境はといえば、エアコンはあるし、紙オムツはある、空気清浄機もある、本当に完璧なんです。子育て環境的には、世界ナンバーワンというくらい、赤ちゃんによいと思われるものは、すべてそろうわけじゃないですか。だけど子育てに悩んでいる人がすごく多い。オムツをこまめに替えて、子育ても完璧にやっていて、赤ちゃんは順調に育っている。「そんだけやっていたらもうええやん」と思うんですが、でも「赤ちゃんのことがわかってあげられない」と悩む、育児に自信のないお母さんが多いと感じます。それがなんでなんやろうなと。お母さんが自信をもって子どもに接することができたら、子どもも変わると思うし、世の中もそれでどんどん変わっていくと思うんですよね。

人々が、来る日も来る日もテレビの映像に釘付《くぎづ》けになっていました。荒れ狂う海、壊れゆく原子力発電所。大地が、人が、科学技術文明が、自然の脅威にさらされたのです。それが2011年春のこの国の姿でした。

「絆」という言葉が、人々の気持ちを互いに支えようとさかんに使われましたが、２年３年と月日が過ぎていくうちに報道の数は減っていきました。一方で東北の復興はまだこれから先も続いていきます。

東日本大震災のあと、新しい「いのち」の誕生がマスコミでよく取り上げられました。被災地では電気や通信、交通が閉ざされ、余震が続く中で、助産院や避難所そばの民家で、新しい「いのち」が生まれていました。戦後生まれの人々にとって、これまで体験したことのないほどの多くのいのちが失われた現実に、赤ちゃんの誕生は「希望」を与えるニュースとして伝えられました。

2011年3月11日の

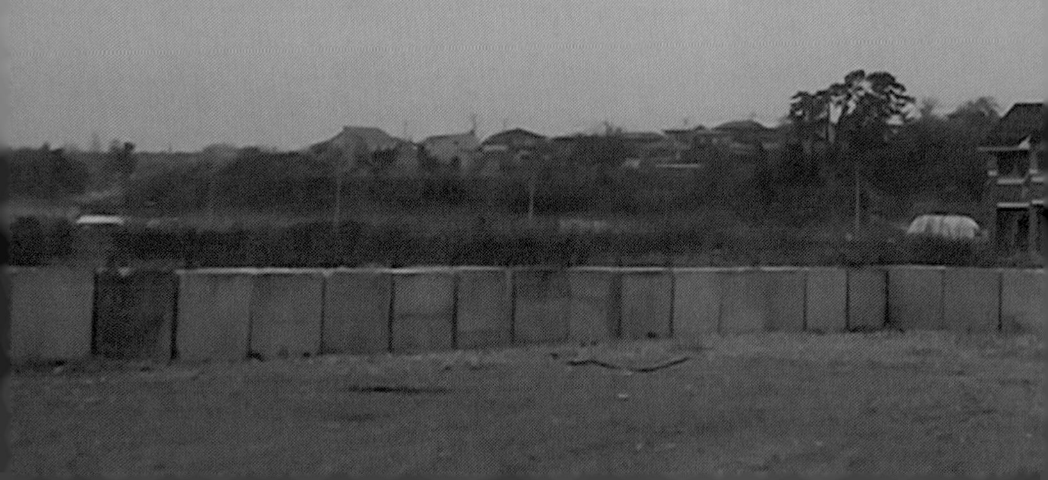

体験

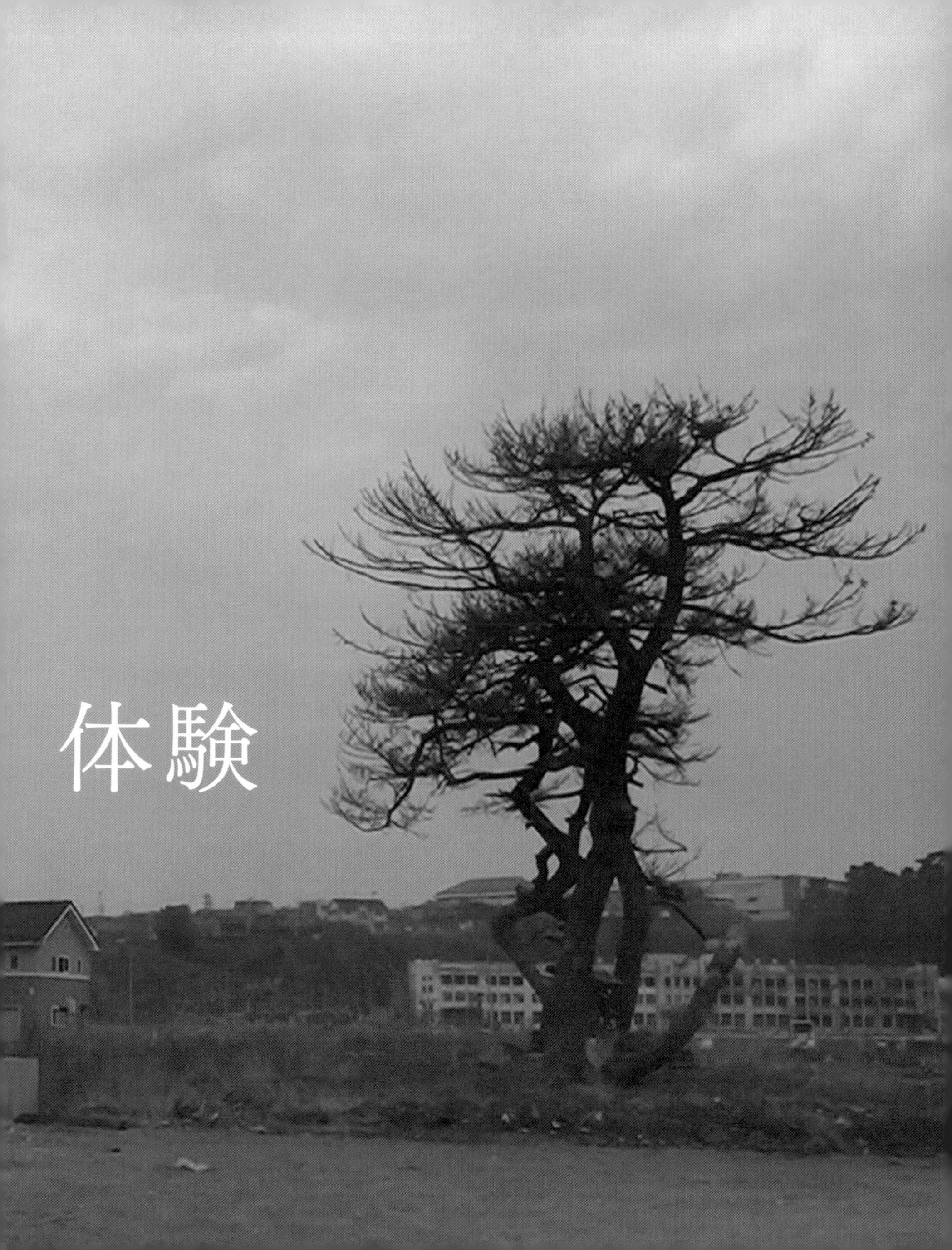

いちばん不安だったのは、
電気がないとか、
あかりがないことより、
通信が途絶えて
だれも呼べないことでした。

伊藤朋子
助産師・とも子助産院院長
宮城県

病院勤務を経て2000年に仙台市泉区に助産院を開設。家庭に近い環境でお産を迎えるために家族入院や、母乳育児支援に取り組む。妊娠中から産後、育児中の人たちがいつでも集えるさまざまな会を開催し、親子が集まれる「場」として開放している。震災では建物が半壊したが、そうした中でも24時間体制で訪れる人を受け入れた。

3月13日 2時50分　女児誕生
宮城県仙台市　とも子助産院　院長家族の寝室
助産師1名
立ち会い者　産婦の母、院長の母・父・夫

仙台市泉区にあるとも子助産院は、地震による被害で電気と水道、ガスが4日間止まり、3階建ての助産院の2階と3階が使用不能となりました。とも子助産院では、日頃から地震を想定して食糧や燃料、水や懐中電灯などを備蓄していました。そのおかげで震災直後から24時間、玄関にランタンを灯し、「やっています」ということをアピールしたり、提供できるサービスを玄関先に張り出して、妊婦や母親に門戸を開放していました。院長の伊藤さんはとも子助産院で出産する予定のない人にも、「受診できる病院がないときは、いつでも来ていいですよ。できる範囲のお手伝いをします」と伝えました。

余震が続く震災翌日の夜、予定日を3日後に控えた妊婦のSさんが、母親といっしょに助産院の状況をみるためにやってきました。Sさんは助産院が無事であることを確認し、安心して自宅に戻ると、やがて陣痛が始まりました。夫は東京に出張中で、思うように連絡が取れませんでした。Sさんの母親が「早めに入院したほうがいい」と車で送ってくれましたが、あたりは停電で信号機も点滅しない闇が広がっていたそうです。夜中の0時30分に入院。ランタンの灯《ともしび》のもと、2時50分に赤ちゃんが生まれました。

「すごく順調で経過の速いお産でした。ご主人と連絡が取れていなかったので、Sさんは心配だったと思います。Sさん自身は、そんなにすぐ生まれると思っていなかったようですが、赤ちゃんはきっと『今、生まれたほうがいい』と、思ったんでしょうね」

とも子助産院のお産は、いつも薄暗い雰囲気の中で行われています。

「電気がないとか、あかりがないとかいうよりも、自分にとっていちばんの不安は通信が途絶えたということでした。電話が通じなければ、人を呼ぶことができません」と伊藤さんはふり返ります。

通常、助産師3人がチームとなってお産を介助し、ほかにも2人の助産師が待機しています。

「ふだんは万一なにかあれば救急車を呼ぶことができるし、電話で医師に指示をもらうこともできますが、そういうことが一切できない状況でした。目の前にいる産婦さんは健康で、赤ちゃんも元気そうでしたから、ふだんどおりにやれば大丈夫と思ってやりましたけれど」

胎児の心音や陣痛の強さを確認するために使用している分娩監視モニターも、停電で使えません。

「医療職は私ひとりでしたが、非常事態なので、そんなことは言っていられません。でも昔の産婆さんは1対1で、ひとりで介助していたのでしょうから。震災のあと、4日目くらいに電話が通じて、宮城県の周産期搬送コーディネーターさんが大学病院から電話をくれて、『大丈夫ですか。なにかあったらいつでも送ってくれていいですよ』って言ってくださったときには、本当にうれしかったですね」

地震で半壊した助産院で唯一安全な部屋は1階の部屋だけでした。そこは伊藤さんの両親の寝室で、伊藤さんの母親と高齢で介護ベッドに寝たきりの父親がいました。深夜でしたが伊藤さんの夫は玄関で湯を沸かしながら、いざというときのために部屋の前で待機してくれていました。

その傍らで、小さないのちは生まれてきたのです。「赤ちゃんは、暗闇の中でかぐや姫のように輝いて見えた」と言います。

「私の父は、この時代の父親の多くがそうだったように、自分の子どもたちが生まれるときも仕事をしていて、妻のお産に立ち会うなんてことはありませんでした。このとき、癌の終末期だった父を動かすことはできませんでしたし、いちばん天国に近いところにいる死にゆく人が、生まれ来る人と同じ部屋にいた。なんともいえない気持ちでした。また、医療職でもない助産師の父親が娘の仕事の場にいるなんて、地震でもないかぎり、ありえないことですよね。産婦さんには申し訳ないなと思いましたが、私は娘として父の最期に自分の仕事ぶりを見てもらえてすごくうれしかったです」

助産院の建物も安全とはいえなかったので、Sさんは出産した日の昼すぎに退院。Sさんの夫も必死な思いで車を乗り継いで、その日の夜にようやく東京から戻ってきました。Sさんは出産に備えて、水や食料、紙オムツなどは自宅に蓄えてありましたが、停電が続き、断水していたので、赤ちゃんの沐浴もできず、家族も5日間お風呂に入れませんでした。そんな中でも、母乳はとても助かりました。

助産師の仕事は、赤ちゃんが出てくる瞬間の介助のことだけではないと伊藤さんは言います。

「お母さんは自分のことも大事だけれど、赤ちゃんや家族のことを心配していると思います。上の子のことも気になるし、夫のことも気がかりです。だから助産師は、そうしたお母さんの気持ちを大切にすることが仕事だと思っています。それを受けとめて『大丈夫、だいじょうぶ』と言って、家族や周りに心を配ると、赤ちゃんも安心して生まれてくる。もちろん最新の医療機器も助けになりますが、安心というのはそうしたところから生まれるんじゃないでしょうか」

震災後の大変な状況の中でしたが、Sさんには母親と助産師が付き添っていました。伊藤さん自身、震災直後のお産で自分の家族の協力を得られたことが、安心につながったのかもしれません。ひとりではないということが、当事者にとっても医療者にとっても心の支えになったのです。

震災から2週間後、伊藤さんの父親は安らかに息を引き取りました。そして新しいいのちは、すくすくと成長しています。

本当に究極で、
寒さと恐怖に
みんなが震えながら
お産をしました。

小田嶋清美
助産師・あべクリニック産婦人科
宮城県

勤務先のあべクリニック産婦人科は津波で1階が浸水した。甚大な被害にあったが、市内のほかの産院が次々と閉鎖を余儀なくされる中、院長をはじめスタッフ全員の尽力で出産を受け入れた。小田嶋さんの自宅は津波で全壊となったが、震災後は地域の妊婦や母親の役に立ちたいと、ベビーマッサージやフィットネスのインストラクターとしても活動している。NPO 法人 周産期医療支援機構 ALSO（Advanced Life Support in Obstetrics）認定助産師。

3月12日　18時12分　男児誕生
宮城県石巻市　避難所近くの民家　和室
助産師1名
立ち会い者　産婦の姉、看護師

震災から1年ほど経ったある日、インターネットで震災の翌日に民家で生まれた赤ちゃんの記事を目にしました。全国紙では伝えられていなかったその記事には、宮城県石巻市の避難所に避難していた産婦が近所の民家に移動したあと、ひとりの助産師の介助によって新しいいのちが誕生したと報じられていました。

震災からちょうど2年目の3月11日、私は宮城県東松島市の農家で、畑に残ったがれきの破片やゴミを拾うボランティアをし、その夜、石巻市での追悼集会を訪れました。石巻市の犠牲者は死者3510人、行方不明者450人。* これは市町村の中では最も多い数です。町で話を伺うと、犠牲者の方々の話題が必ずと言っていいほど出てきますし、今も大勢の方が仮設住宅で暮らしています。そのとき石巻市の助産師たちの集まりで、避難所そばの民家で出産を介助した助産師と偶然にも出会ったのです。

小田嶋さんは地震のその瞬間、長女と外出先にいました。下の子ども2人はそれぞれ小学校と保育園にいました。信号が止まり大渋滞の中、子どもたちを迎えに行こうと車を走らせましたが、津波警報が鳴り、町中が緊急避難の状態でどこも通行止めになっていました。しかたなく近所の警察署へ避難し、その夜は家族がばらばらに過ごすことになりました。

東京からの里帰り出産を予定していた初産婦のTさんは、3月11日、健診に行った帰りに震災にあいました。山側にある実家に帰った直後、津波で1階が浸水。家族4人は2階で一夜を明かしたといいます。津波から2時間後に破水。予定日は2週間後。想定外の破水でした。いっしょにいた実母は

*「東日本大震災における被害等状況　平成25年6月30日現在」、『震災・復興』宮城県公式ウェブサイト。
http://www.pref.miyagi.jp/uploaded/attachment/218654.pdf

大変心配したといいますが、Tさんは「明日になればなんとかなる」と気丈に考えていました。

朝になると階下の浸水は引いていましたが、周辺はひざより上まで水があふれていました。Tさんは姉と警察の緊急車両に乗り、病院を探してもらいましたが、道路は分断されて病院に近づくことができません。いったん、小学校の避難所に退避し、ひざから下がびしょぬれだったタイツを着替えました。時折おなかが張っていましたが、まだ痛みはありませんでした。どうなるだろうと心配していた頃、避難してきた助産師の小田嶋さんが目の前に現れたのだといいます。

小田嶋さんは「お産が始まっている方がいます。医療者の方はいませんか」という呼びかけに応えました。このときすでにヘリコプターへの救援要請はなされていたので、小田嶋さんは「ヘリが来るまで、産婦さんのそばにいる役目だと思っていました」とふり返ります。

Tさんはなにも持たずに避難してきたので、母子手帳を持っていませんでした。しかも破水しています。保健室にあった聴診器で胎児心音を確認しました。一方Tさんは、助産師に出会ったことで、気持ちが落ち着いたといいます。

小田嶋さんは消防団員らと情報を何度も確認し、ヘリが降りやすいように校庭に広いスペースをつくって待っていましたが、上空に飛んでいるヘリは、いっこうに降りてくる様子はありません。

Tさんに陣痛がきた午後3時頃、ヘリコプターは病人やけが人を優先して搬送するため、産婦は優先順位が低いことが告げられました。小田嶋さんはあきらめきれず、警察官を呼んできてもらいましたが、「自分たちもすべて流されました。お恥ずかしい話ですが、車もなにもなく連絡も取れない。（ヘリは）無理だから専門家としてここでお願いします」と告げられました。

そのとき避難所にいた保健師が「搬送しないで出産することを考えましょう。私もできることはやります」と言い、養護教員も備蓄用の水と消毒液を提供してくれました。そうした周囲の人々の存在が、「自分ひとりではない」と勇気づけてくれたといいます。必要最低限とはいえ、お産に必要な衛生材料は少しずつ集まってきていました。みんなで知恵を出し合い、力を結集することで、「できる」という前向きな気持ちに切り替えられたといいます。

そうと決まれば、出産をどこでやるか検討しなければなりません。待機していた保健室は人の出入りが頻繁にあって、衛生面でも問題でした。だれかが、近所に出産できる部屋を貸してくれる家を探してみようと提案し、さっそく何人かが走り、学校裏の高台にある W さん宅を探してきてくれました。

T さんはそれまで病院以外で出産することを想像したこともありませんでしたし、まして畳の布団の上で産むことになるとは思ってもみなかったことですが、「病院に行きたくても行ける状況ではないし、陣痛も強くなってきていたので、もうしょうがない」と覚悟を決めたといいます。周囲の人に抱えられるようにして、徒歩 5 分の距離を 10 分以上かけて移動しました。

「その頃には暗くなっていて、余震も続く中での出産だったんですが、懐中電灯とロウソクの光でお産になりました。初産でしたが 1 回ごとのいきみで順調に進んできて、あっという間に生まれた感じでした」

民家に移動して 2 時間あまりで男の子が生まれました。

小田嶋さんは、「なにもない状況の中で、周囲の人たちがそれぞれの役割をがんばってくれていた。その姿を見て、自分もやれることをここでしなければと、強く感じました」と言います。避難所にいた全員が、寒さと恐怖に震えながら、自らの家族の安否を気遣う立場にいたのです。

こうした究極の状況の中では、生物としてもちうる機能が最大限に発揮されることがあるのかもしれません。T さんの出産の場合には人が集まり、モノや場が整い、そうした流れが集約された「瞬間《とき》」に生まれました。なにより奇跡的だったのは、助産師との出会いだったかもしれません。

本稿は、『助産雑誌』第 67 巻第 10 号に掲載された「東日本大震災の翌日、避難所そばの民家で出産を介助　石巻市あべクリニック産婦人科　助産師　小田嶋清美さん」（2013.10）を大幅にリライトしたものです。

いっぱい亡くなった方がいるけど、いっぱい生まれてきた赤ちゃんもいて、その赤ちゃんたちが元気をくれた。

荒木裕美
NPO 法人 ベビースマイル石巻代表
宮城県

震災復興の中で親子が笑顔になれる場所をつくりたいと、NPO 法人ベビースマイル石巻を立ち上げ、妊婦や母親たちに向けての支援活動を始める。その背景には、津波の犠牲となったひとりの友人の存在がある。親子ビクスのボランティアスタッフをしていたその友人の意思を引き継ぐために、震災の 2 カ月後に出産育児支援サークルを立ち上げ、その後、法人化した。親子で集う「ボンボンカフェ」を定期的に仮設住宅で開催するほか、さまざまなイベントを展開、情報誌の発行など活動を広げている。「平成 25 年度健やか親子 21 全国大会母子保健推進会議会長表彰」「内閣府子ども若者育成・子育て支援功労者表彰『子育て部門』内閣総理大臣表彰」を受ける。

——石巻市のお母さんたちは震災で大変な体験をされました。

震災後、石巻では赤ちゃんを連れたお母さんたちが集まる場所がありませんでした。私自身、マタニティ期や産後にできた友だちがとても大切だなって思っていたので、お母さんが集まる場所をつくりたいと、震災直後の5月に任意団体としてベビースマイル石巻を始めました。

——震災が大きなきっかけになったのですね。

震災の体験は、同じ石巻でもひとりひとり違います。私や家族は幸い震災の直接のダメージはなかったのですが、いっしょに活動していたママ友だちを失いました。私はその衝撃から、突き動かされて活動を始めました。私は友だちを失ったことで傷ついた気持ちを外に出していくタイプだから、今こうして活動をしていますが、同じ体験をされたお母さんでも、それをずっと心に閉じ込めて、外出もできないでいたという方もいらっしゃいます。

傷ついた気持ちは人それぞれです。みなさんふつうに生活をしていますが、心に大きな傷を抱えている人もいます。それはふだんの話の中ではなかなか話されていません。お子さんが1人いるお母さんが初産ではなくて、実は津波で2人亡くなっていたということもあります。ですから、話のひとことひとことに、その人はもしかしたら傷ついているかもしれません。何人かそういう方にお会いしました。でも安心感のある場だから、「実は上の子がいたんです」と話してくれるんだろうと思います。だからこれからも、心のケアは継続して必要なんじゃないかと思います。

——震災復興は、街づくりだけではなく、継続した心のケアが必要だと私も感じました。そうした中で専門家とはまた別の視点で、当事者だからこそできる支え合いがあると思います。

いのちの大切さとか、いのちの尊さを実感したのは確かです。それを伝えていけたらいいと私は今思っています。被災地だからこそ、そのときに感じたいのちの重みや、生きているだけでよかったとか。いっぱい亡くなった方がいるけど、いっぱい生まれてきた赤ちゃんもいて、その赤ちゃんたちが元気をくれました。いのちの循環を実感する経験だったと思うので、それを被災地から発信するもののひとつとして、訴えていけたらいいと思っています。

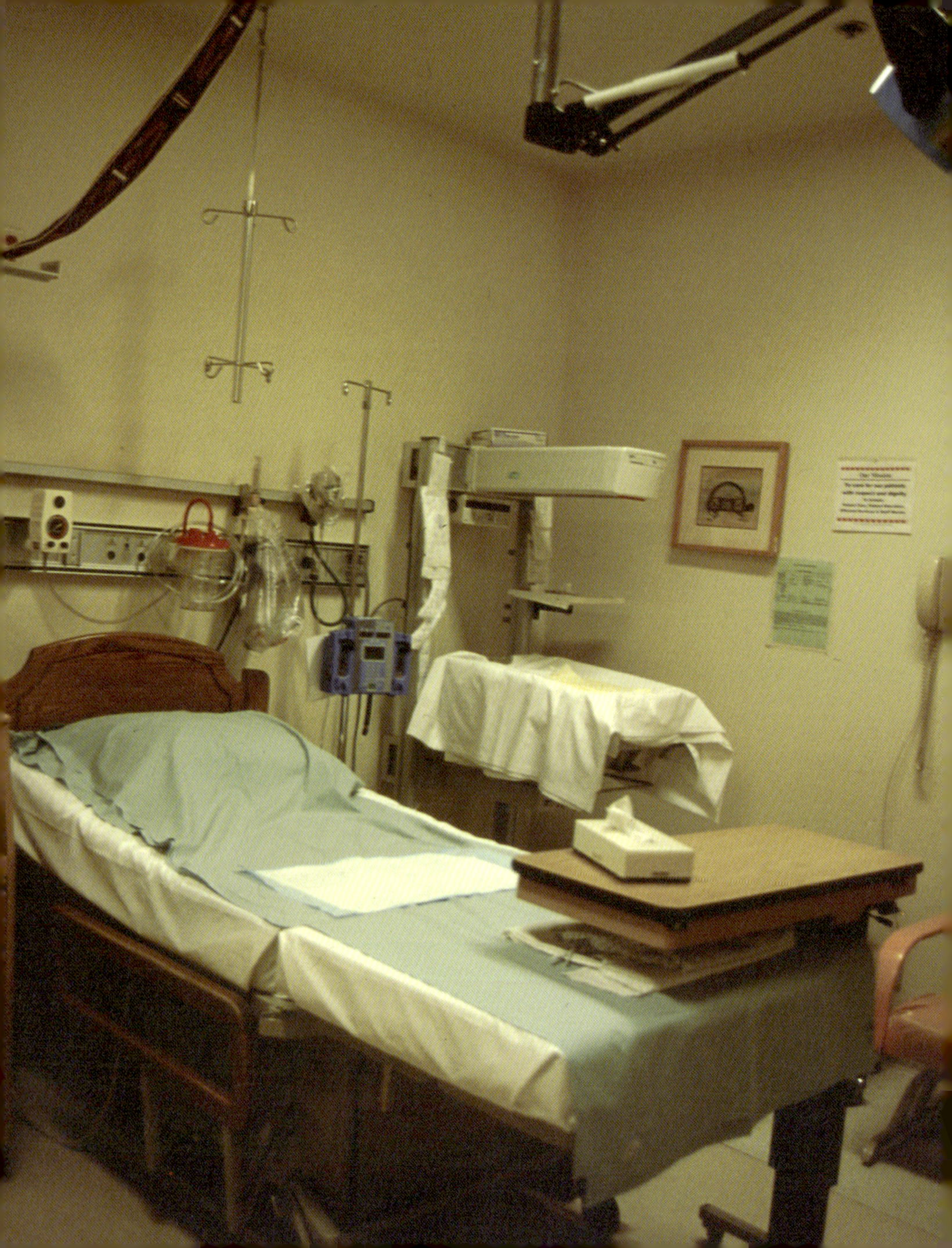

医療の中で

今、お産の 98.9%が医師のいる施設で行われています。
病院 51.8%、クリニックなどの診療所 47.1%。
助産院 0.9%、自宅・その他 0.2%。
(2011 年母子保健の主なる統計)

2011 年　帝王切開率 19.2%。(朝日新聞 2013.8.11)
2011 年までに国内の体外受精で誕生した子どもの累計は
30 万 3806 人。(共同ニュース 2013.10.15)

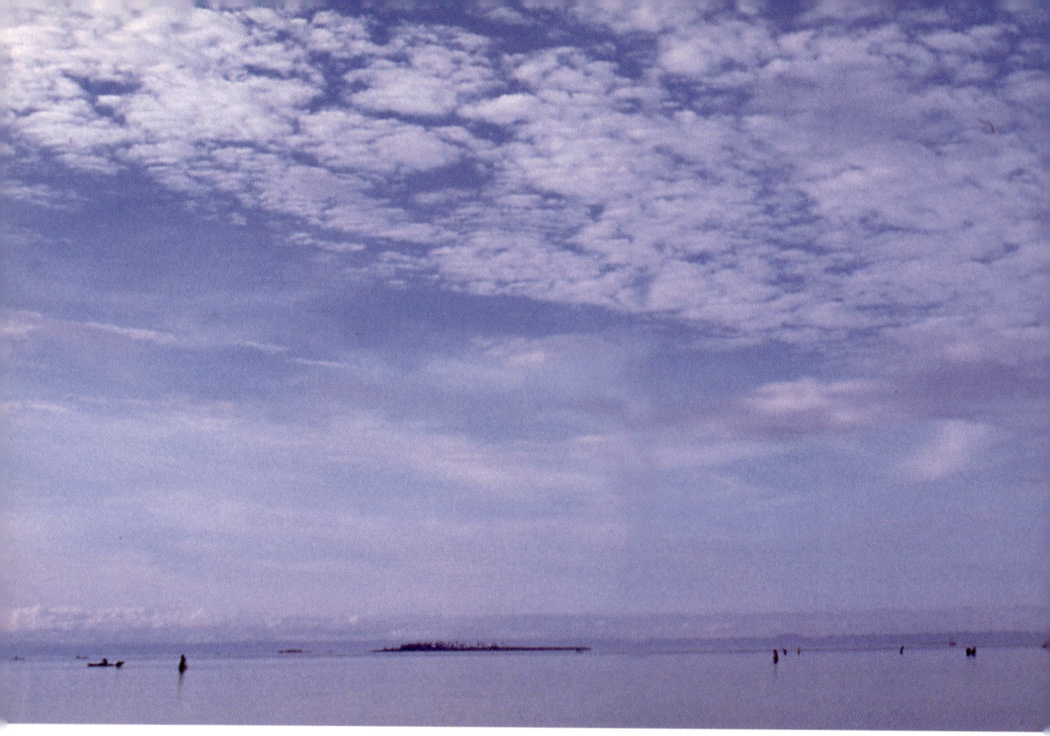

生殖すなわち妊娠は
世界一「自然」な
出来事であるべきです。
でも、現在はそうではない
社会になってきています。

ウルフ・シーヘンヒューベル　Wulf Schiefenövel
医師・マックスプランク研究所教授
ドイツ

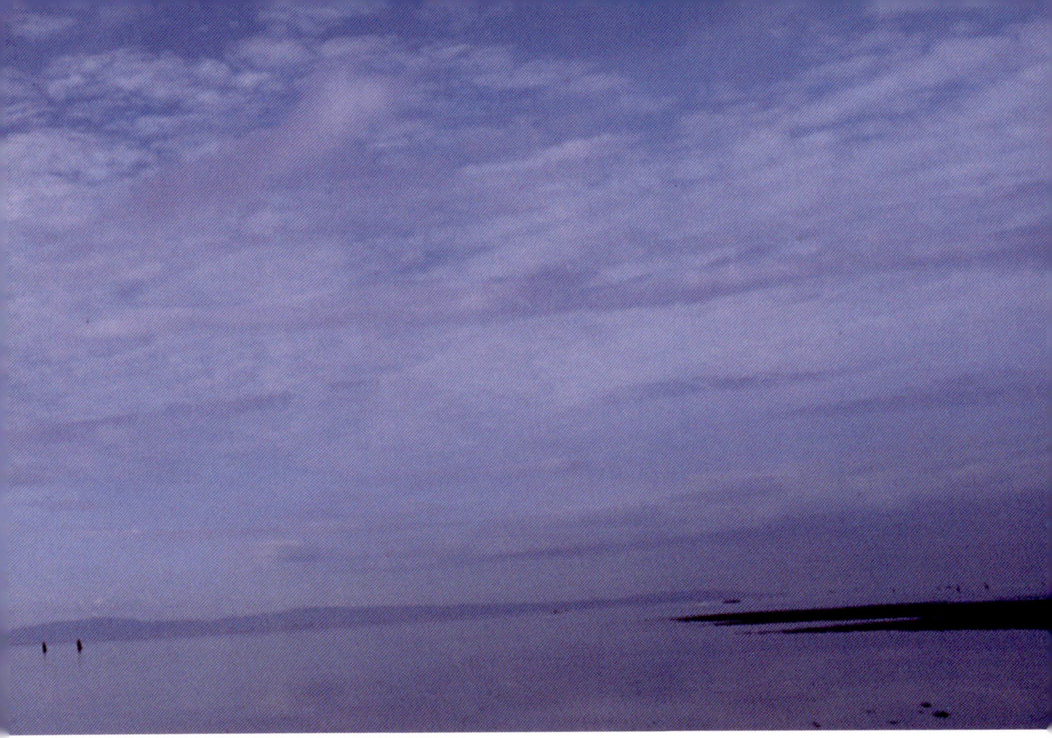

学生たちはお産を自然なものとは
思っていません。
むしろ怖いと言います。
「お産は怖いもの」という
危機感が煽られている。

松岡悦子
文化人類学・奈良女子大学教授
奈良県

根本的に、妊娠出産はもっと楽しいもの。それがまだ、すべての人に行きわたっていない。

――早乙女先生は産婦人科医として、女性のからだと性に関する情報や考え方を著書や講演などで伝えてこられましたが、お産に関してはふれあい横浜ホスピタルで和室分娩室を導入したり、その後もできるだけ医療介入の少ないお産を実践されてきました。

お産に関して言えば、今の自分の仕事はどこまで手を加えないで、経過を診ていくことができるか、またそれを後輩たちに伝えていくことだと思っています。ですから外来での内診はなるべくしないし、会陰切開も、陣痛誘発もできるかぎりしません。それを実践しているうちに、病院全体も医療介入率が減ったような気がします。手を加えないで、自然に経過を見守る。それが産科医として、お産に関わる醍醐味だと思っています。

――お産のどのような場面に魅力を感じますか。

妊娠中、不安そうにしていた人が、産むときにはだんだん母の顔になり、家族が立ち会うと、父親もだんだん父の顔になっていく。それを見届けられるところが、すごく魅力です。

――20年間でお産はどのように変わったと思いますか。

いろいろなことが変わったと思います。たとえば生殖医療技術の進歩であるとか、妊産婦さんを取り巻く環境も、意識も変わった。でも根本的に、女性

早乙女智子

産婦人科医・神奈川県立汐見台病院産科副科長
神奈川県

ふれあい横浜ホスピタル勤務などを経て、2006年より神奈川県立汐見台病院産婦人科勤務。病院の中でフリースタイル出産や、家族立ち会いをすすめてきた。性と健康を考える女性専門家の会会長、JOICFP理事、日本性科学会認定セックスセラピスト。著書『保健体育のおさらい 性教育』（自由国民社 2011)、『女のからだQ&A』（宝島社 2008)、『30代、40代はじめての妊娠・出産 安心ブック（CD付き)』（永岡書店 2008)、『13歳からの「恋とからだ」ノート』（新講社 2005）など。

がもっと中心になり、思うようにできていいはずです。自分らしく産むということを、もっと女性自身が、これは私の権利、生きざまだと言えるようになってほしいと思います。

産むこと、あるいは産まない、産めないことは女性間の格差ではありませんし、産んだ回数も問題ではありません。でも一方で、妊娠出産は女性にしか起こらない、その人の生きざまそのものです。にもかかわらず、医療が余計なことをしてしまう、あるいはその人らしさを損ねてしまうようなことがあります。せざるをえないこともあるのですが、もうちょっとなんとかなる部分があるというところが、いまだになにも変わっていません。

根本的に、妊娠出産はもっと楽しいものなので、それがすべての人に行きわたっていないというだけで、まだまだ不十分だと思います。自己肯定ができるお産であれば、どのようなお産であっても、いい経験をしたと言えると思いますが、必ずしもそうではない。医療は、それをしっかりサポートできているのかと疑問に思うことがあります。ひとりひとりのお産をふり返ったときに、素敵でした、いいお産ができましたと、すべての人が語れるようになればいいと思います。

その人にとって
これはいいことなのか、
悪いことなのか、
個別で考えなければ
ならない。でも、
今の科学はひとりずつ
個別化するのは
非常に不得意です。

池川　明
産婦人科医・池川クリニック院長
神奈川県

上尾中央総合病院産婦人科部長を経て1989年、横浜市に池川クリニックを開設。年間およそ100件の出産に携わっている。胎内記憶についての研究で知られ、講演会や著作などで広く発信している。著書『子どもはあなたに大切なことを伝えるために生まれてきた。』（青春出版社2010）、『ママ、生まれる前から大好きだよ！』（学習研究社2009）、『子どもは親を選んで生まれてくる』（日本教文社2007）ほか。

——池川先生は産婦人科医として長年お産に携わってこられましたが、お産とはどのようなものだと思われますか。

私は最初、お産というのは数学的なきれいなものだと思っていたんです。子宮の出口がこれくらい開いたら、赤ちゃんがどこまできていて、どう回旋しているか予測できるというふうに、非常にロジカルに考えられるものだと医学部では教わっていましたし、大学病院に勤めていた時代もそう考えていました。ところが開業したあと、開業助産師のお産を見る機会がありましたが、それまで考えていたお産とぜんぜんちがうのです。たとえば陣痛が止まって、一度開いていた子宮が閉じることがある。赤ちゃんは出口に向かって少しずつ回って出てくるはずなのに、ときには一気にぐるっと回ったり戻ったりすることがある。これはどういうことなんだろうって思いますよね。でも元気に生まれるんです。とすると、きちんと教科書的に進むお産という考えが、もしかしたらまちがいだったのかもしれないと、しばらくしてから思い始めました。

今では、赤ちゃんは自分の都合のいいように生まれてくるし、お母さんも自分の力で産めると考えることができます。そうした中で、医療はよりよい環境を提供していけるんじゃないかと思うようになりました。そのために産科医としては、安全を保障しつつ、極力見守ってなるべく手を出さないほうがいいのかなと、だんだん考えが変わってきました。

——産科医療の課題はありますか。

産科医療は、その人にとってその治療や方法がいいことなのか、悪いことなのか、個別で考えなければいけないと思います。しかし、科学というのは平均値やデータなどを基準に、全体として患者をマス（集団）で考える。ひとりずつ個別化はしないんですよね。今の科学の限界はそこだと思います。個別化するのは非常に不得意です。

産科医が恐れているのは、自分の関わったお産で脳性まひの赤ちゃんが生まれてきたり、母体への悪影響が出ることです。その場合には、だれに責任があるかが問われ、裁判になることも多い。それを避けるために、リスクが高い骨盤位や前回帝王切開の場合には、現状ではほとんど全員帝王切開になります。

なかには一度帝王切開した人でも、次は自然に産みたいという人もいる。でも、リスクをおかしてまで産科医はやりたくないし、ガイドラインがあるので、帝王切開は減ることはないと思います。

これは果たして妊婦さんたちにとってよいことなのだろうかと疑問は残ります。でもこういうことを言うと、いのちをどう考えているのかと言われてしまう。生きるか死ぬかということに置き換えられて、リスキーな自然出産は危険ととらえられてしまうのです。でも人の一生というものを考えた場合、それは一概には言えないような気がします。いのちをかけた末に、いのちの輝きを見つけるということもあるわけです。そういうチャレンジをしたいという人にも、させないというのは、選択肢をあまりにもせばめているのではないかと思います。

しかし一方で、ひとりずつ個別にみていくためには、問診や信頼関係の形成に相当時間を割く必要がありますが、現実的には医師やスタッフが十分ではない現場に、そんな余裕はないというのが本音ではないでしょうか。

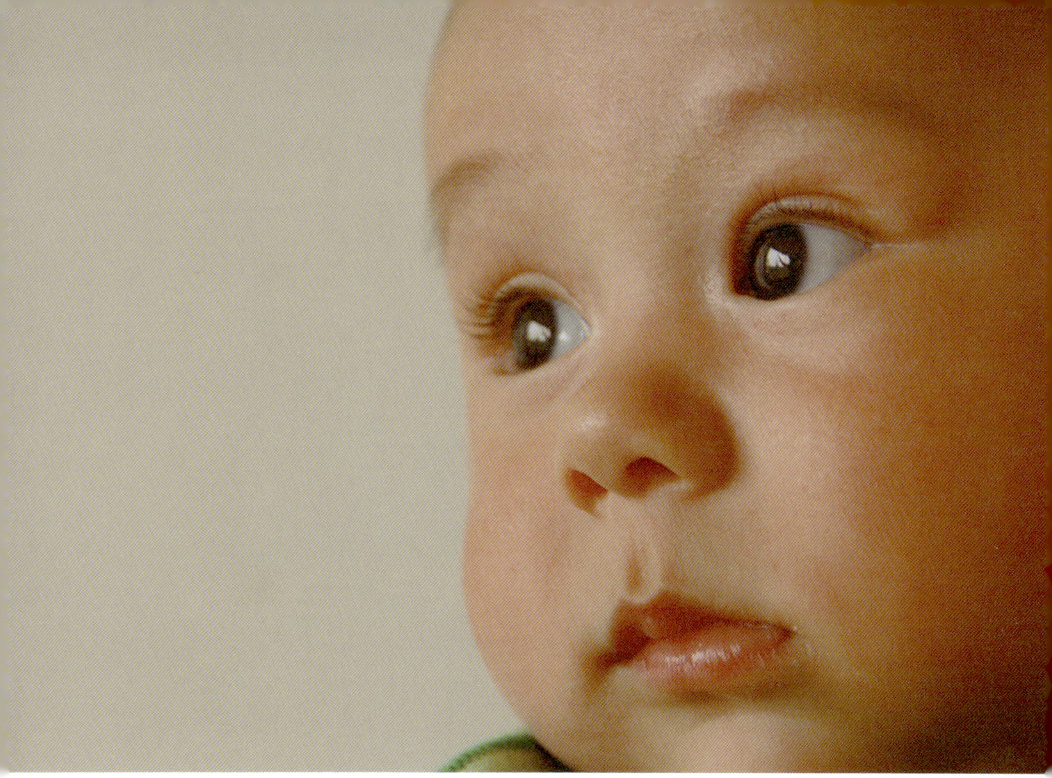

自分の問題で
あるにもかかわらず、
どのように産むのか、
どのように死ぬのか、
当事者は問われなくなった。
生老病死は医療技術の
問題になってしまった。

信友浩一
医師・株式会社 信友ムラ事務所代表取締役
福岡県

九州大学名誉教授。医学博士。九州大学医学部、ハーバード大学大学院（公衆衛生学）卒業。2012年まで九州大学大学院医療システム学教授として、医療政策・経営・管理を同時に考えられる人材の育成に取り組んできた。医療業務を独占している医師は、問題の責任を国や行政に転嫁せずに、現場の問題を自ら解決しなければならないと説く。「現場主導主義で医療を変え、動かす」を持論としている。現在は、信友ムラ事務所代表取締役として、人が集まり対話する「場」づくりを楽しんでいる。

——信友先生は医療政策、医療マネージメントがご専門ですが、生病老死の現場にも携わり、「死に方を忘れた日本人」というテーマで講演をされてきました。最近はお産にも言及されています。

現在、年間100万人以上の人が出産していますが、その中で「私が産んだ」と、自信をもってお産を語れる人が何人いるでしょうか。日本人は生老病死の生、産み方を忘れてしまっているように思います。どのように産むのか、どのように老いるのか、どのように病と対峙するのか、どのように死ぬのかの主体は、生老病死の本人です。まず本人の「思い」や「つもり」があって、医療やケアをどう使うかを考えなければならないはずです。

今は、医者が医療業務を独占しています。そのことによって生老病死という問題は技術の問題になってしまった。安全性・有効性だけがめざされて、医者は生老病死を治してあげる人、患者は治してもらう人となり、その関係は契約というビジネスになっています。産ませてあげる、産ませてもらうという関係の中では、どのように産むか、どのように生きるかは問われなくなってしまったのです。自分の人生でありながら、してもらう人生に成り下がっているように思います。

——当事者は医療の中で成り下がってしまったとは、手厳しい意見です。

医療の世界はコントロールの世界です。入院しなさい、退院しなさい、オーダーの世界です。医療者の中でも、助産師は立場がちがいます。助産師はしてあげる人ではなく、サポートする人です。契約関係ではなく、「あなたが産むのを支援しましょう」と、握手をしてから始まる。だからそうした人間関係がつくれるような感性、情熱、勇気がなければ、してあげる人と、してもらう人という契約関係になってしまいます。

みんなが考え、みんなが生き生きとして生ききることができるかどうか、生きるのが楽しくなるのか、ということに照らして、医療技術や知識を使うか使わないかを、医療を提供する国家や医療専門職に任せるのではなく、当事者が私はこう考える、こうしてくださいと言っていかなくちゃいけない。それが当事者主体の医療です。

――現在は「信友ムラ」を提唱されています。

ムラとは、ちょっと（一寸）腰を下ろして休むのにふさわしい木があるところ（木＋寸＝村）です。昔は子どもが生まれるということは、コミュニティーの問題でした。それが今は、イエや個人の問題となり、みんなの問題ではなくなってしまった。それが産む人だけではなく、病む人も、死ぬ人もひとりぼっちにさせてしまう由来だと思います。ムラというのは、子どもを産めない人がいれば、悲しみをみんなで共有する。産んだばかりの赤ちゃんが亡くなったときには、その悲しみを共有する。悲しみや人間の弱さ、あるいは喜びを共有することがムラだったはずです。

安心な出産とは納得できる出産です。安心はお金では買えない。自分でつくるものです。安心と安全とは別のバリューで、同じものではありません。当事者本人が、なにを求めて生きているのか。だれに見守ってもらいたいのか。自分が気になることがこれだと、はっきり言えて、それを気づいた人といっしょにいることができれば安心です。自分でやるということは自由そのものです。選択肢がたくさんあるということは、怖いけれど楽しいものです。その知恵と勇気を共有するのがムラなのです。

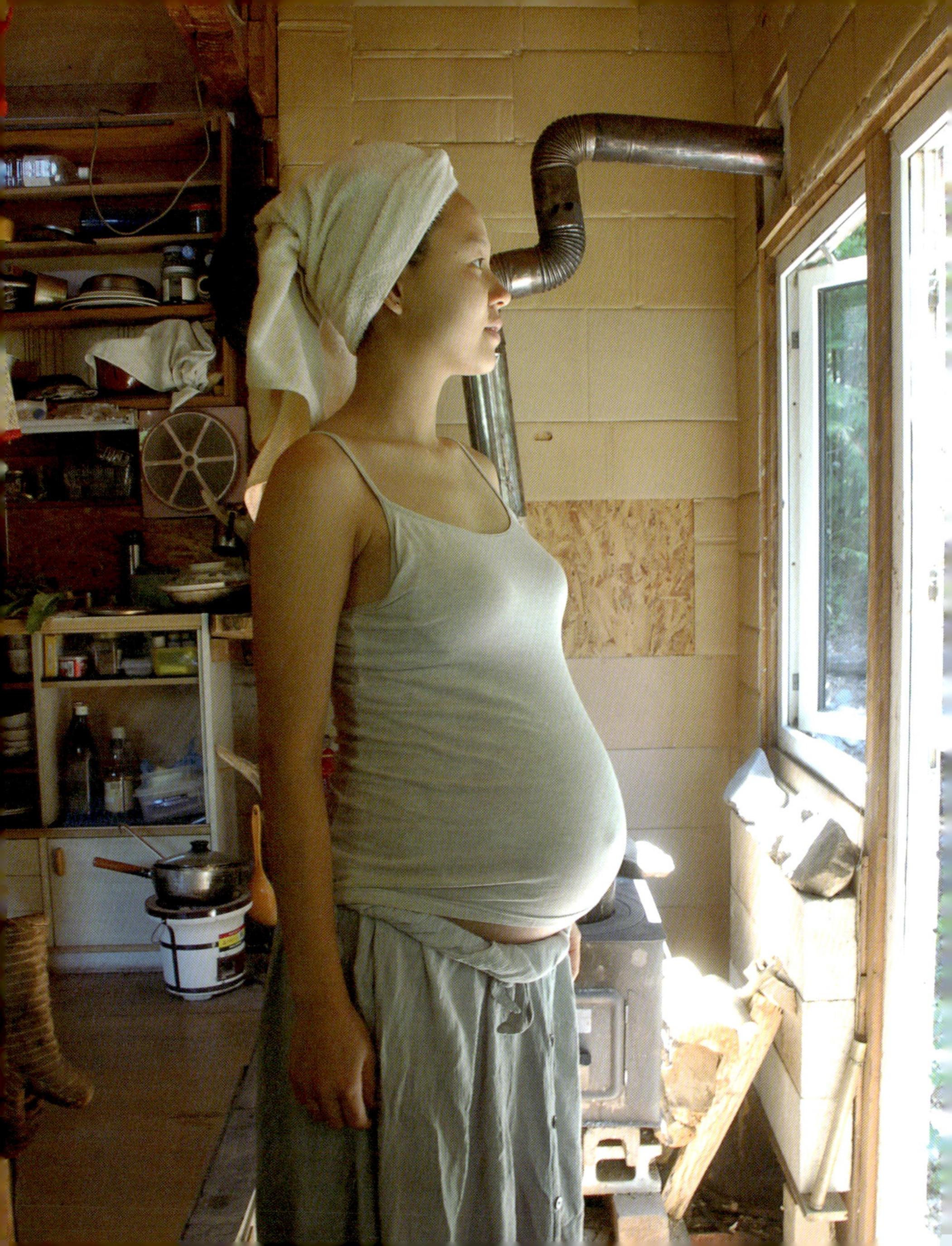

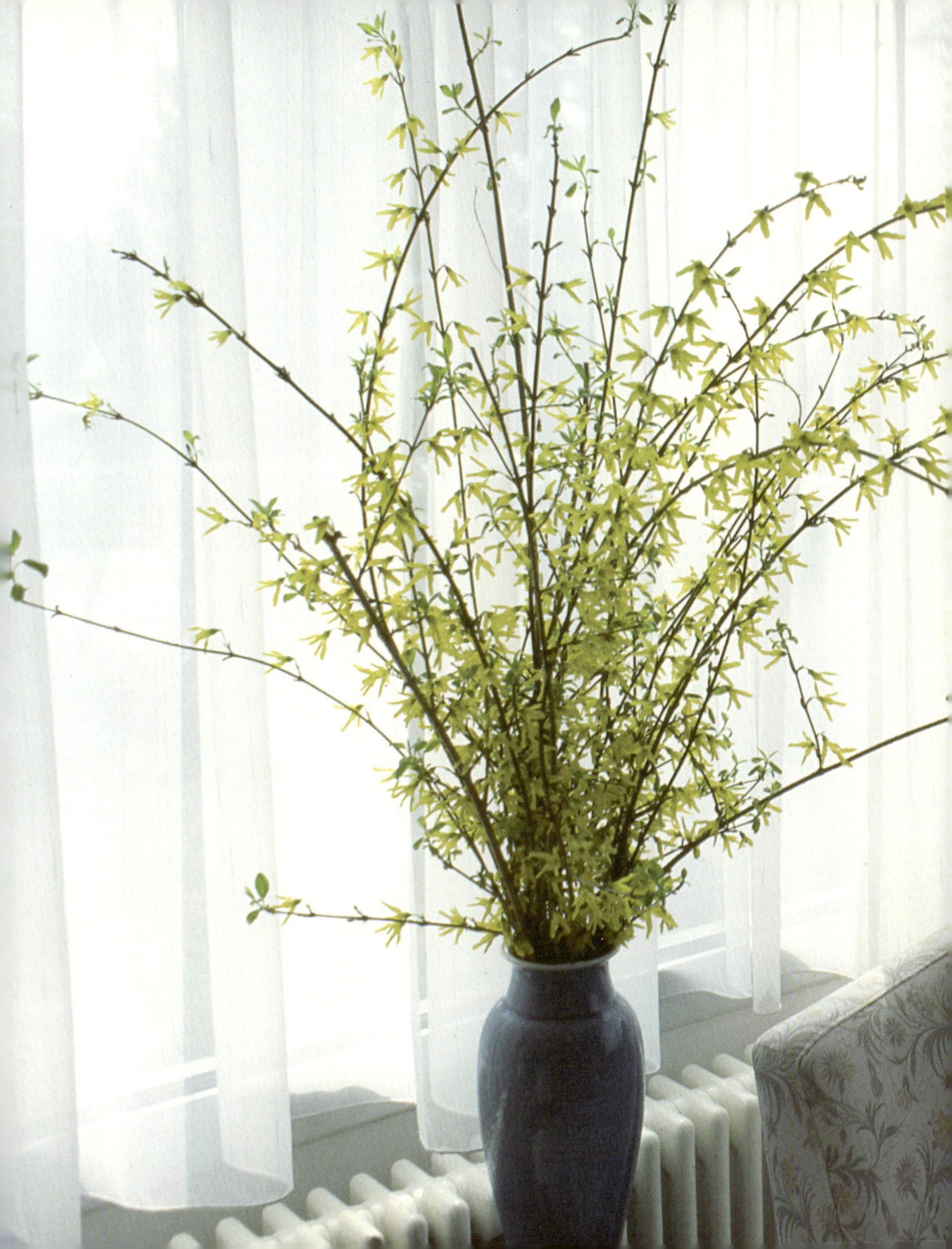

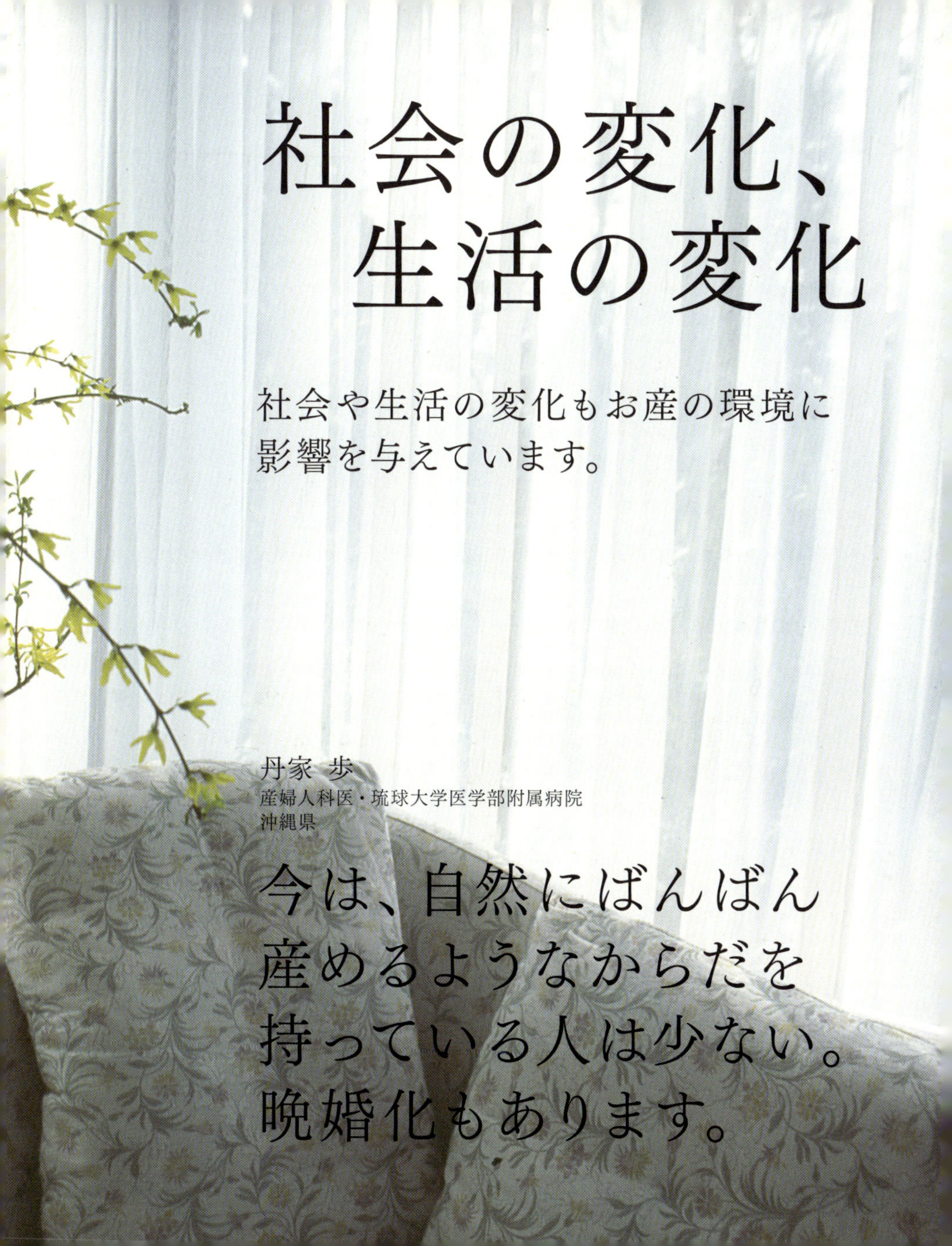

社会の変化、生活の変化

社会や生活の変化もお産の環境に影響を与えています。

丹家 歩
産婦人科医・琉球大学医学部附属病院
沖縄県

今は、自然にばんばん産めるようなからだを持っている人は少ない。晩婚化もあります。

ふだんの生活の延長線上にお産がある。お産だけ「自然に」というのは難しい。

――お産数が大変多い病院で、日々、赤ちゃんの誕生に接していらっしゃいますが、お産をどのように感じていらっしゃいますか。

生物としておもしろいと思います。人間のパワーを感じます。いつも感心して見ています。

――それがお産の魅力ですね。とくに心が惹かれるときはいつでしょうか。

私は陣痛の最中が好きですね。生まれるまでの期待感が高まっていきます。産婦さんは辛いかもしれませんが、その雰囲気が好きです。生まれる子どもの存在感はすごいですね。

――この20年間ほどで変わったと思うことはありますか。

ひとつには出産年齢が上がったことですね。日赤医療センターでは、初産の平均年齢は34歳、経産婦は35歳。40代は20%に近い。不妊治療を経た方の割合も10%ほどになっています。帝王切開率は全体の19%で、これはリスクの高い方が多い施設の割には高くない数字ですが、吸引・鉗子分娩などの産科手術が増えて、自然分娩は少なくなっています。

――お産の高年齢化が影響しているでしょうか。

25歳前後ぐらいが、お産にはいちばん適したからだだと感じます。20代の方はけっこう無理がきくというか、なにもしなくても生まれるという人が多いのですが、30代半ばを過ぎると、やはり肉体的には不利ですよね。

中根直子
助産師・日本赤十字社医療センター周産母子センター看護師長
東京都

日赤医療センターに勤務したあと、黄助産院（東京都）に3年間勤務し、助産院でフリースタイル出産を学ぶ。その後、日赤医療センターに戻り、仲間の助産師たちとともに病院の中でフリースタイル出産や水中出産を取り入れることに尽力した。1993年に結成された助産師の全国ネットワーク「JIMON」のメンバー。助産師が渋谷をパレードするサンバパレードを主催した。東日本大震災の直後には、石巻赤十字病院に派遣され、被災者妊婦や母子の救援にあたる。著書『Perinatal Care Notes 分娩介助』（メディカ出版 改訂2版 2012）

だから、頭の中で自然分娩をやりたい気持ちがあったとしても、本当に申し訳ないけれど、からだがついてこないという人が、残念ながらいます。

――生活の変化も影響していますか。

生活の仕方が昔とはまったくちがいます。オフィスワークで、運動する機会も少なくて、食事もコンビニ任せという人が、今はいるのが現実です。そういう人たちにとって、出産を考えるときに、そこだけ自然といっても不自然ですよね。もちろん40代でも、生活に気をつけてうまく産める方はいますが、そうなるとも限らないところが難しい。ハードルが高い面はあります。

――とくに都会では、「自然」のとらえ方が変化しています。そうした現状の中で、どのようにケアなさっているのでしょうか。

出産はひとりひとりちがいますから、医療の関わり方にも濃淡があります。日赤医療センターでは、正常出産の場合には助産師が介助していますが、途中で経過が変わって緊急に帝王切開になる場合もあります。水中分娩のように医療者はむしろ見守る立場で、産婦さんが主体的に産むお産もあります。すべての出産に医療の管理が均等配分されるのではなく、医師でなければできないことと、生理現象として助産師がケアできる出産とのバランスをとりながら、医師と助産師双方が個々のちがいを診ていくことが大事だと思います。

もっと動物として生きることに目覚めたい。

——大牟田さんは子どもの頃から、助産院でお産に触れて育ったのですね。長年お産をする女性たちをみてこられて、どのように感じていますか。

私自身は、助産院で直接お産に携わるようになって20年間ほどになります。その経験から、とくに最近3年ほど、妊婦さんたちの体力に変化が感じられます。助産院で出産する人は自然なお産をめざしているので、運動や食事に気をつけています。でも、30年くらいかけてつくってきたからだです。その前の世代、さらに前の世代を考えると、だんだんとインドアな生活になってきた可能性があります。そうした中で、妊娠してから食事を変えて、運動をしても間に合わないこともあります。おばあさんやひいおばあさんの時代とは、食べものがちがうだけでなく、吸収力や消化能力も変わってきているのかもしれません。生まれた赤ちゃんも、昔のようにガツガツとおっぱいに吸いつかず、ほうっておくといつまでも寝ている子が多いと感じます。

——それはどういうことなのでしょう。

育ってきた社会や環境の変化だと思いますが、もともと人間が備えているはずの動物として、あるいは生きものとしての力が変化してきているのかもしれません。妊娠しにくい人が増えているということも、動物としての種の力が低下しているからのように思います。社会全体がそれを再認識して、ひ

大牟田智子
助産師・春日助産院院長
福岡県

福岡県春日市の春日助産院は二代目の助産院だ。大牟田喜香助産師が1965年に助産院を開業し、4000人近くの赤ちゃんをとり上げてきた。2000年に改装が行われ、落ち着いたデザインの助産院に生まれ変わり、次女の智子助産師が院長となる。2014年、新たな助産院の展開をめざして、同県秋月に茅葺きの家を建て、自然豊かな環境の中で、いのちを迎えるプロジェクトに移行する。2011年 第33回母子保健奨励賞受賞。

とりひとりがもっと「動物として生きる」ことを自覚したほうがいいのではないでしょうか。

――「動物として生きる」ことは、都会での生活では難しいのが現状です。

今、多くの産院では、バースプランを提示して出産方法を選んでもらったり、入院中の食事を豪華にしたり、産褥入院や訪問、ベビーマッサージや料理教室など、さまざまなサービスを提供しています。選択肢が増えること自体はいいことですが、女性たちは本当にそんなにたくさんのことをだれかから提供してもらわないと、お産はできないものでしょうか。お母さんや赤ちゃんのもっているもともとの生命力というのは、あれもこれもサービスを受け、たくさん手をかけてもらうことで育っていくのでしょうか。もちろんそれらが必要な面もありますが、自らの生命力を高めるためには、もっと異なるアプローチがあるような気がします。助産ってなんだろうと本質的なことを考えてみると、サービス業ではないと思うんですね。

私は今、助産院のスタイルを変えることを考えています。自然に近い環境で、土の匂いがする助産院です。畑があって、日常の生活を営みながら、からだで実感してもらう。いのちを産みだす力、生まれる力、育む力を養う場としての助産院です。そういう経験をすることによって、なにか変化が起こるのではないかと期待しているんです。

正常産のよさを
もっと伝えていかなければ
ならないと思います。

――松岡さんは長年、文化人類学の立場から、リプロダクションについて研究をされてきましたが、研究をするようになったきっかけを聞かせてください。

きっかけはやはり自分の妊娠・出産体験です。研究をとおしてみていると、多くの女の人たちが妊娠・出産からパワーをもらっていることがわかります。出産を機に、これまで生きてこなかったようなまったくちがった人生を歩みだす人がいます。そういう意味で、出産というのはすごく大きな出来事で、女性の人生の転換点ということができます。とくに一時的にだけれども、辛い思いをすることに意味があるのかなと思いますね。

――辛い思いをすることに意味があるというのは、通過儀礼としてでしょうか。

通過儀礼としてもそうですね。たとえば、すごく辛くて痛い体験のときに助産師さんが助けてくれる。すごく恥ずかしい格好で、人に見られたくないような場面をだれかがいっしょに過ごしていてくれるということで、助産師さんや付き添ってくれた人との連帯感が生まれ、それがその後の人生の大きな力になることがあると思います。辛い体験がもっている意味というのは、そのときのつながりが一生のつながりになったり、それをやり遂げた力がそれ以降の生きる力になるという意味で重要だと思います。

松岡悦子
文化人類学・奈良女子大学教授
奈良県

妊娠・出産を中心とするリプロダクションを、文化人類学・医療人類学の立場から研究している。最近は、アジアの近代化と出産の関係、日本の出産や助産師の歴史を調べている。著書『出産の文化人類学』（海鳴社 1991）。編著『世界の出産』（勉誠出版 2011）、『産む・産まない・産めない』（講談社現代新書 2007）ほか。

――お産はどのように変わってきたと思いますか。

私が出産した1980年は、ラマーズ法が盛んになりだした頃だったので、自然分娩が広がりをみせるかと思わせた時代でした。私自身、助産所と自宅で出産しましたが、でも結果的にふり返ってみると、助産所で産む人は出産する人の約１％しか占めていませんし、その数字は1990年代以降ほとんど変化していません。むしろ不妊治療や、医療をもっと利用した出産が力をもってきているので、女性は自然出産をして主体的に産むというよりも、帝王切開を自分で決めるなど、医療をもっと利用することによって主体的に出産をコントロールしたいと考える人たちが増えてきています。それは一つの方向性ですが、果たしてそれが女性にとってプラスになるのだろうか、私は疑問に思います。

――選択肢の広がりは、女性にとってよい面ばかりではないということでしょうか。

医療を利用して自己決定しているように思えても、医療というのは、どんどん次の医療を必要とするような状況をつくりだしていくものです。医療は常に戦略的というか、自分たちの職能範囲を広げるような形で活動している。そういう点で医療を利用しているように思えて、結果的に医療にコントロールされるような状況がつくりだされるし、それが積み重なると女性の健康にとってはプラスにはならないんじゃないかと思います。

――医療サービスを利用しているように思っていても、結果的にはコントロールされていると。

　学生と話していると、彼女たちはお産を自然なものとは思っていません。むしろ怖いと言いますね。「お産が怖い」というふうに危機感が煽られている。それはメディアの影響が大きいと思いますが、そもそも医療というのは病気の危険性や、たくさんの人がこういう症状に悩んでいますなど、なんらかの危機意識を生みだすことによって、薬を売れるようにする面があります。それによって人々は医療に頼るようになる。出産も同じ文脈に乗って、危険なものだというメッセージが十分広まって、女性たちは怖いと思うようになりました。医療に頼って産まないと安全ではないと多くの人が思っているし、結果的には自分で自分の首を絞めるような状況をつくりだしてしまったんじゃないでしょうか。

――今は出産だけでなく、生殖や妊娠にも医療が必要なことが多くなっています。

　自然に妊娠するということは、いつどのように妊娠をするのかわからないランダムな状態です。でもコントロールされた妊娠だったら、ある程度、時期やその質を選択することができる。妊娠する時期もそうですが、たとえば遺伝子検査をして遺伝病や染色体異常がないことを選びたいという人もいます。偶然に任せた妊娠よりは、コントロールされた妊娠のほうがいいと感じる人もいるのかもしれませんが、ひとつ医療を使うと、その先も次々と医療が必要な状況がつくられていきます。それが問題なのです。医療のない状態は考えられなくなっているので、ますます医療を使って身を守ろうとするしかない。そういう現実を知らなければならないし、もっと正常産のよさを伝えていかなければならないと思います。

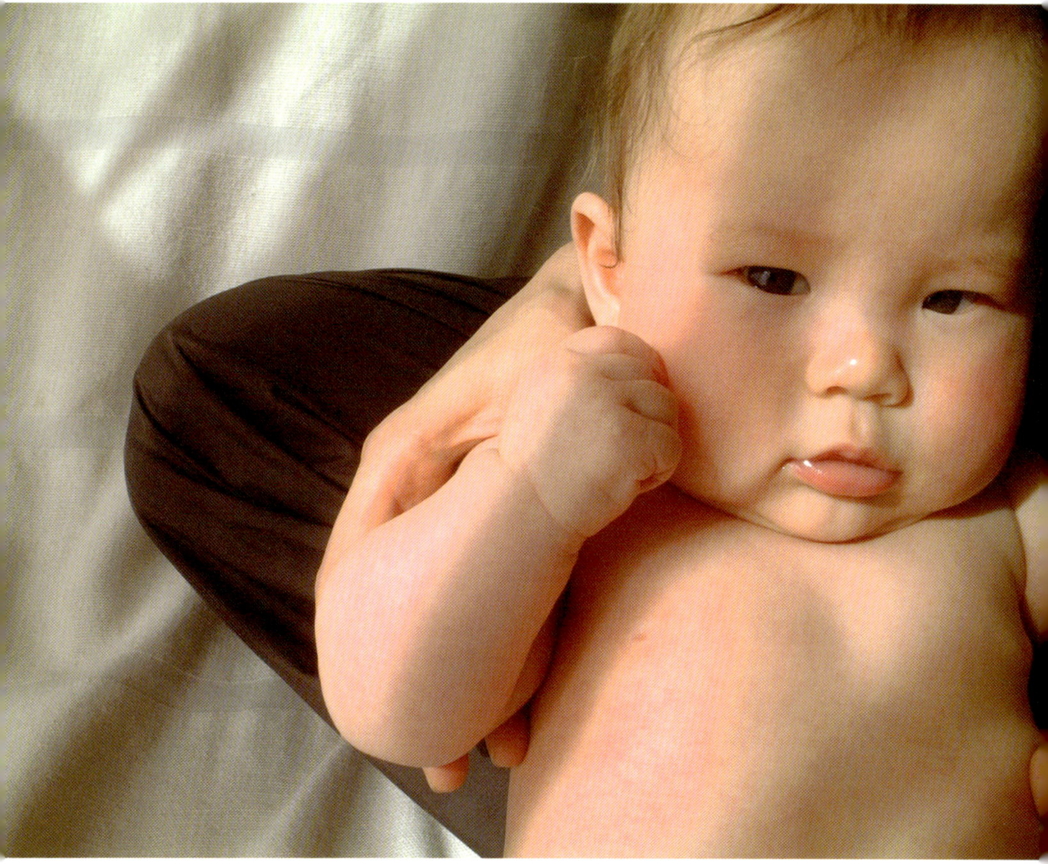

帝王切開でも、
硬膜外麻酔でも、
体外受精でも、
女性はいつも
自分のからだを
さしだして産んでいる。
本質的にはそんなに
変わっている気はしない。

河合 蘭
出産ジャーナリスト
東京都

自身の出産・育児体験を機にこの分野に関心をもち、取材体験の中で「“産む・育てる”とは、どういうことなのだろう」とますますこのテーマに惹きつけられてきた。1993年、当事者から提案する「産む人と医療者をつなぐネットワークREBORN」をきくちさかえと立ち上げ、1997年から代表。雑誌や新聞記事の執筆、講演、放送出演など多様な媒体で自然出産から高度生殖医療まで幅広く発言。著書『卵子老化の真実』(文春新書 2013)、『未妊』(NHK出版 Kindle版 2013)、『安全なお産、安心なお産』(岩波書店 2009)、『助産師と産む』(岩波ブックレット 2007)

――河合さんは自らの体験からお産に関わる仕事を切り拓いてきたひとりだと思いますが、医療者ではなくお産に長く関わっている人からは、「お産が好き」という言葉が出てくることが多いと感じます。医療者は「好き」という言葉ではなく、またちがうアプローチなのだと思いますが。

お産は理屈ではなく大好きです。ひとつには自分がお産と遠い育ち方をしていたからかもしれません。どちらかというと家遊びが好きな子どもでしたし、からだをあまり動かすようなこともなく、核家族で、一人っ子。育った地域も団地で最初の記憶は東京オリンピックという、高度経済成長期の子どもです。そういう環境の中で育ったので、小さい子を触ったこともない。そういう人間が、いきなりおなかの中に子どもができて出産したわけですから、これは、もうおもしろかったんです。

もうひとつは取材で、地域社会が生きているお産に出会った衝撃が大きかったですね。その地でずっと自宅出産を介助してきたお産婆さんのお産だったのですが、沐浴のたびに近所の女性たちがずらっと集まって「お産婆さま」を待っていました。子どももいましたよ。そしてみんなで赤ちゃんとお母さんとお産婆さまを口々に褒めたたえるのです。それを見て、それまで病院出産しか知らなかった私は、「これはなんだろう」と、大変な驚きでした。もっと見たい、もっと知りたいという一心で、20年以上、この仕事を続けています。

——なぜお産に惹かれるのでしょう。

理屈ではないですよね。でもあえて理屈を考えれば、いくつかあげることはできます。たぶん人間が本来の、動物としての、人間としてのあるがままの姿になれるのがお産だと思うので、それが強く惹かれる理由じゃないかと思います。生きものといえば、星も生きものかもしれないし、植物も生きものです。そういう人間以外の生きものたちといちばん近いところに立てるのがお産じゃないかと思います。

——でも今、そういうものが見えにくくなってきています。

お産の体験が変わってきているということは、二十何年の間にずっと見てきました。けれどやはり犠牲を払う、あるいは自分のからだをいのちが続いていくために捧げるという意味では、帝王切開であっても、硬膜外麻酔であっても、また体外受精であっても、女性は自分のからだを全部さしだして産んでいるという気が、取材の中でするんですよね。本質的には私はそんなに変わっている気はしない。お産の方法がいろいろでも、授乳を見ると似ているし、近づけていく努力ができる。今は妊娠方法や分娩方法のちがいが及ぼす影響に気づいた人が増えていて、いろいろな形態で妊娠して産んでも、産後に自然出産や母乳育児の知識のおかげで近づいていくことができる。時間がかかるだけです。そういう考え方に基づいて、私は多様な出産を応援しています。

――そうですね。さまざまなお産の形態があって、それぞれに女性たちの選択や受け入れ、折り合いがあるのだろうと思います。私自身、お産に魅了されてきたひとりですが、なぜこれほど惹かれるのか、いまだによくわからない。不思議に思っています。

今、私は生きています。それぞれひとりひとり生きている状況にあるんですが、その前というのがあるんじゃないかと思うことがあります。自分はどこかからやってきて、そしてどこかへまた去っていく。その大きな流れは、「私＝個の意識」がずっと続いているというイメージではないんですが、すべての生命があるところから、なにかがまとまって、たまたま「私」が生まれた。今はこのまとまりでこの生涯をやっていますが、それはまたどこかに溶けていくのかもしれません。そういう脱「私」の世界に少しだけ触れたような気持ちになれるのが、お産だと思うのです。だからすごく聖なるものというイメージがあります。

それは女性だけでなく、赤ちゃんがパートナーのからだから出てくる瞬間に立ち会う男性にとっても、聖なる経験になると思います。そうしたこともすごく惹かれる要素のひとつですね。人間が絶えないかぎり、人間は永久に生まれていくと思っているので。本質的なものは続くという前提で、私はこの仕事をしています。

人間はどうしても
社会の流れに
のってしまうこともある。
でも、その流れを止めたり
変えたりするのもまた人間。
人間には
それを成す力がある、
と私は思っています。

三宅はつえ
助産師・公益社団法人 誕生学協会副代表理事
茨城県

6年間のスペイン滞在から帰国し1996年より出張開業助産師。地域行政の新生児訪問や母子支援、マタニティクラス講師、テレビドラマや映画の助産監修など、幅広く活動を展開するほか、大学などで学生の育成にも携わる。REBORNスタッフ。同会メーリングリスト「お産のお鍋」で管理を担当。2012年第34回母子保健奨励賞受賞。

——今回DVD「みんなのお産」では、さまざまな立場の方々にお話を伺っています。現場の医療者の方からは、医療を含めたお産を取り巻く環境の変化と同時に、お産する女性たちのからだや意識も変わってきたという意見が多く聞かれました。

今、産む人のお産をする力が落ちてきているとか、医療化がますます進んでいるなど、さまざまなことが指摘されています。でも私は少しちがった見方ができるのではないかと思っています。というのも、お産は幸いなことに、出産まで10カ月の妊娠期間があります。妊娠・出産は女性にとって人生の大きなターニングポイントですから、その間によりよい方向になんとか進んでいける方策を見つけることができるのではないかと思うのです。初めての妊娠・出産であれば、ひとりではなかなか難しいでしょう。そこに助産師がキーマンとして存在して、役に立つ仕事ができればいいと思っているのですが。

——お産を取り巻く環境は今後どう変わっていくと思いますか。

社会の変化とともに人間はありますから、どうしても人間はその流れにのってしまうこともあるでしょう。でも、その流れを止めたり変えたりするのも、また人間であると思います。人間にはそれを成す力がある、と私は思っています。

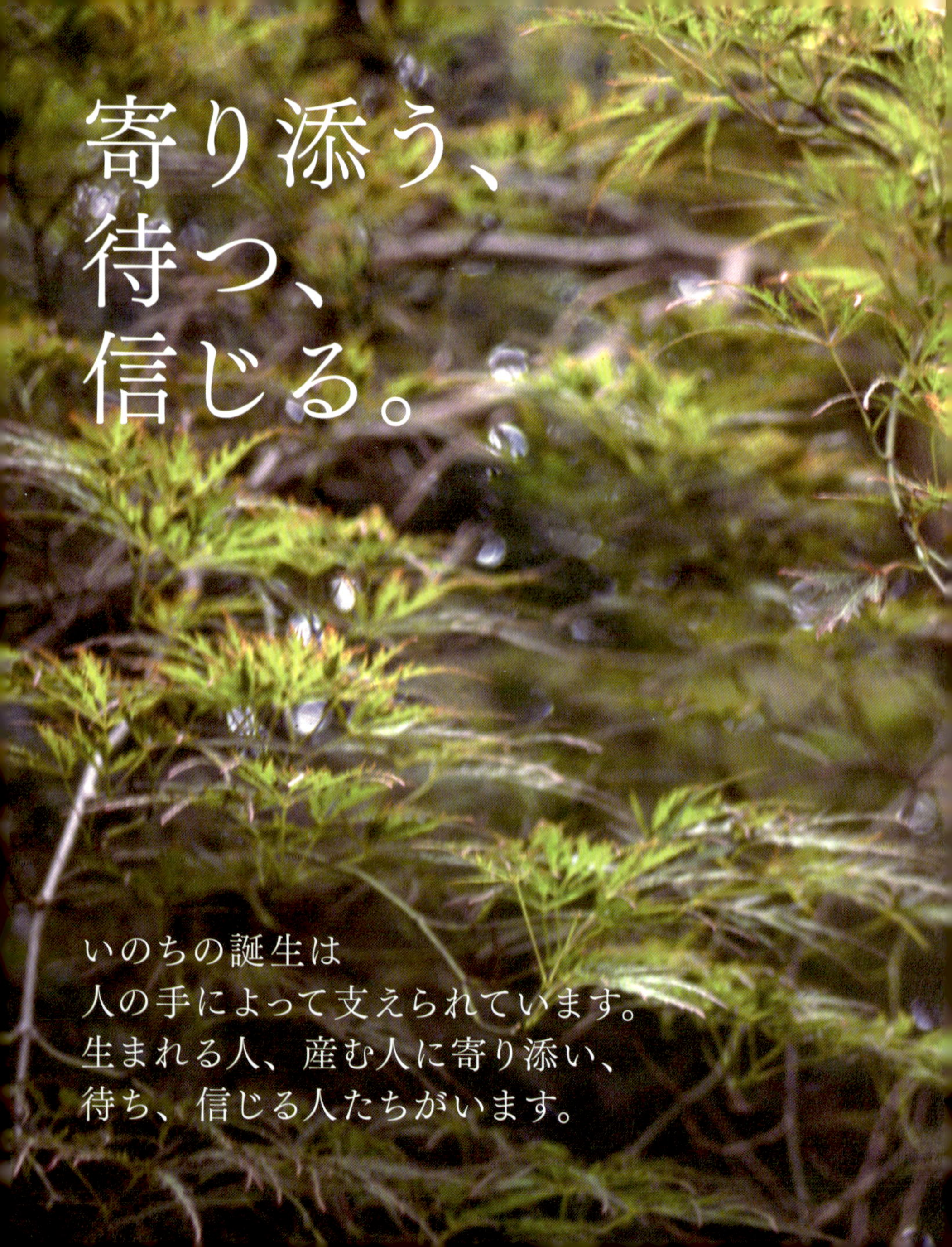

寄り添う、
待つ、
信じる。

いのちの誕生は
人の手によって支えられています。
生まれる人、産む人に寄り添い、
待ち、信じる人たちがいます。

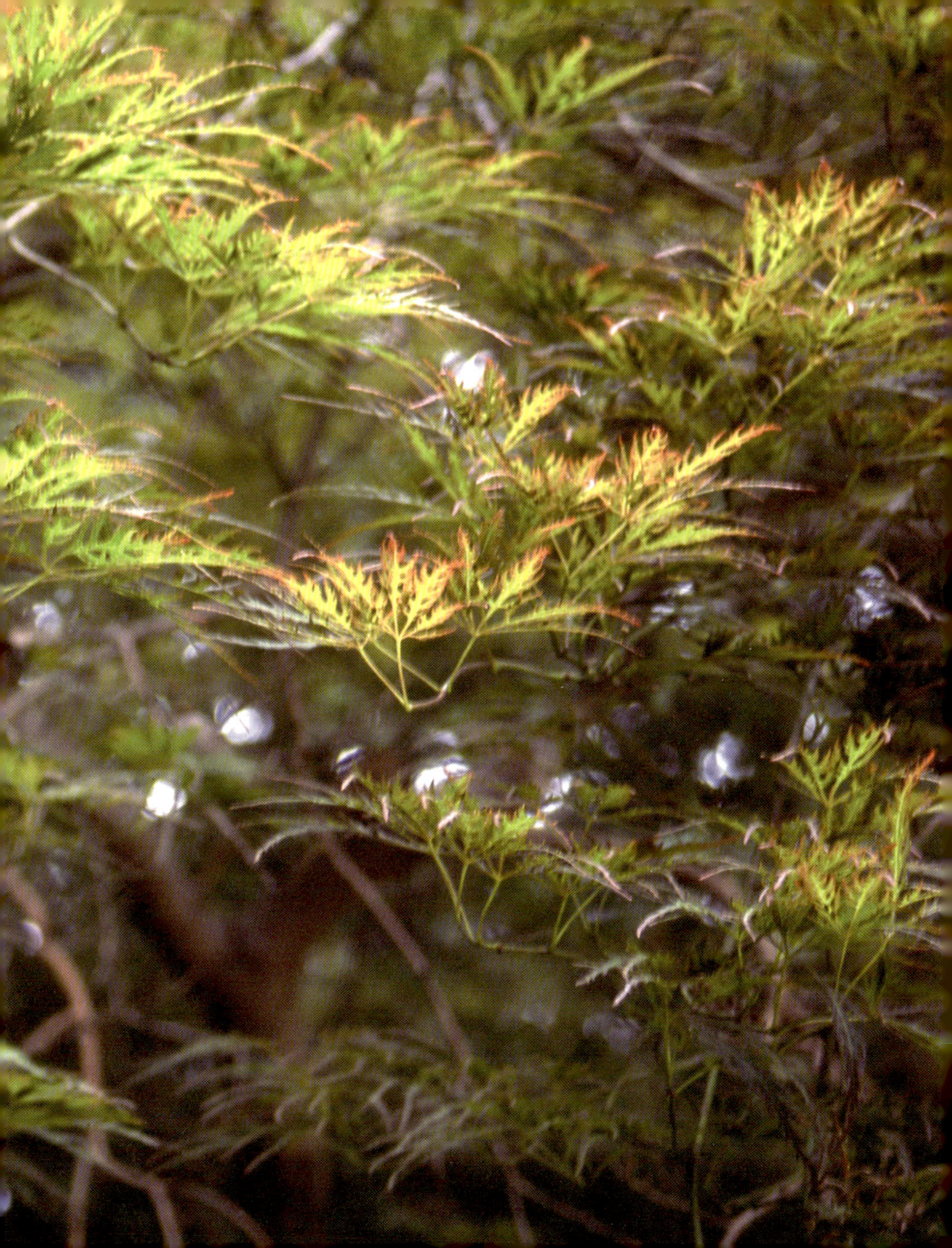

ひとりひとり
ちがっていて美しい。
最高に美しい一瞬を、
見せていただいていると
思います。

——沖野さんは15年間、吉村医院でお産を見守ってこられました。その立場から、お産の魅力をどのようなところに感じますか。

ひとりひとりちがっていて美しいということです。最高に美しい一瞬を、見せていただいていると思います。

——とくに心惹かれる部分はどのあたりでしょう。

長い時間をいっしょにのりこえて、無事に生まれると本当に感動します。生まれて出てきた瞬間は、どの子もピカイチです。いろいろなドラマの中にお産があって、それぞれが変わっていくのを見ることができるし、それをごいっしょできるのが楽しいですね。大変なこともありますけれど。でも痛みをともなって産むから、いのちのありがたさや、かわいさがわかる。「この子といっしょにがんばったよね」って思えて、子育てをまたがんばることができると思います。

——助産師として大切にしていることはありますか。

お母さんと赤ちゃんを、お産の直後から離さないということでしょうか。吉村医院では、必要がなければお風呂に入れたり、すぐに計測することもし

沖野 幸

助産師・吉村医院元師長
愛知県

1999年、愛知県岡崎市の吉村医院が日本家屋の「お産の家」を新築した当初から勤務し、2004～2013年まで師長を勤める。現在は岡崎市で開業し、吉村医院のお産をサポートするほか、地域の母親と赤ちゃんの支援をしている。NPO法人「相よるいのちの会」の一員として田んぼを守り、田植え・稲刈り・餅つきなど、暦に合わせた活動を行う。

ていません。産後もずっとお部屋でいっしょです。極力離さないことで、お母さんは赤ちゃんのことをずっと見ていることができます。その時間をもつことで、母親としての自信がついて、母乳育児やその後の子育てにつながっていくように思います。

――吉村医院では5年ほど前から、「相よるいのちの会」で田植えや稲刈りをしています。沖野さんも積極的に畑や田んぼの作業をされ、しかも作務衣を愛用されています。そうしたご自身の生活様式が、仕事にも影響しているでしょうか。助産師という仕事の醍醐味を聞かせてください。

助産師の仕事は、職人のような面があります。もくもくと技術を磨くことが必要なこともある。お産では、ゆったりした中に緊張感があります。それが醍醐味かもしれません。その緊張の糸がゆるんでもいけないし、張りつめすぎていても苦しい。同じことをやっているように見えて、お産にはなにひとつ同じことはない。それが「いのち」に向き合うということなのかもしれませんが、だからおもしろいのかもしれませんね。

雲の流れのように、
すがすがしかったり、
きれいだったり、
明るかったり。
ときに大荒れ。

田中寧子
産婦人科医・吉村医院院長
愛知県

病院の勤務医をしていた2003年、自身の妊娠中に吉村正先生に出会い、医師を志した初心が蘇る。2008年より吉村医院に勤務。副院長を経て、2014年吉村正元院長の退任により院長。診療の際は和服を着用している。

――田中先生にとってお産の魅力とはなんでしょうか。

変化です。いちばんの魅力。みんなが、家族が変わる。お産は雲の流れのように、すがすがしかったり、きれいだったり、明るかったり、ときに大荒れですが。でも、吉村医院にいるとお産って、こんな鳥のさえずりのような気もします。

――どの部分に惹かれますか。

どこが好きかっていったら、わからないところが好きです。そこに醍醐味があると思う。ふふふ。

――大荒れのときもあります。

そういうときには、一生懸命、万全に備え手を尽くします。そのうえで待つことが多いのですが、一方で祈ってもいる。長くかかる場合には、ご本人も「生まれるかなあ」「赤ちゃん大丈夫なんだろうか」って不安になりますよね。そのとき家族は、「無事でありますように」とか「お願いします」と祈っています。その時間は、ご本人にも家族にとっても本当に辛いときなんですけれど、スタッフも含めてみんなの心がひとつになります。それは醍醐味でもあります。もちろん大変な場面ですけれど、これまでは幸いに、「産婦さんが無事でありますように」「お願いします」という思いを、自然な流れが叶えてくださっていたように思いますね。

――吉村正先生は、「ものごとは悪い方向にばかり向かうのではなく、同じかそれ以上の確率でよい方向に向かっている」とよくおっしゃいます。いのちは苦しみを越えて大きな力を発揮するということを、お産は教えてくれるのかもしれませんね。その瞬間を自然は見せてくれる。それが「きれい」や「美しい」という言葉で表現されるのかもしれません。

そうですね。そこがいちばん好きなところです。

「この人は大丈夫、越えられる」って信じてくれる人に寄り添われたら、すごく強くなれる。

齋藤麻紀子
Umiのいえ代表
神奈川県

3人の子どもたちの出産・子育てをとおして、当事者の先輩として子育て支援の活動を始める。REBORNスタッフ。横浜市豊倉助産院の母乳育児サークル「Tea Party」を10年間運営したのち、2008年Umiのいえをオープン。ワークショップや語りの会など、子ども・母親・父親・助産師・医師などが集まる「場」を提供する一方で、講座の企画・司会・講演など活動の場を広げている。著書『となりのミドワイフ』(さいろ社 2003)

――齋藤さんはお産や子育てをする母親や家族の支援をしてこられました。ご自分の体験から活動を始められたと思います。お産のどこに惹かれますか。

なにより助産師という人たちがいることですね。女が女になっていくときに、女が助ける。これがすごいなあって思います。待ってもらって、力を引き出してもらって。助産師さんがいることが、すごくいいですね。

――助産師は力強い存在ですね。

そうです。寄り添う、待つ、そばにいるっていうことを、助産師さんの仕事をとおして学ぶことができました。それはお産であっても子育てであってもですが、とくに苦しくって、「もうだめ」「私なんか無理」って思ったときに、寄り添ってもらえたら、ちゃんと越えられる。「この人は大丈夫、越えられる」って信じてくれる。そういう人に寄り添われたら、すごく強くなれる。自分のことを、大事に思えるきっかけをもらえたのがお産かなって。私も褒めてもらいました。それまで、ほかにはなんにも褒めてもらえなかったけど、お産では褒めてもらった。そのことは人生の宝かなって思いますね。

――私自身お産のときに、褒めてもらったことを思いだしました。

これからは、ますます助産師が必要になっていくと思います。妊娠・出産は科学で助けていただける時代になったけれども、それでも男と女が愛し合って、セックスをして妊娠して、自然に妊娠が経過して、赤ちゃんが生まれたいときに生まれてきて、おっぱいで育てて、抱いて抱かれて大きくなる。そうしながら夫婦も育っていく。そのためには、日常のあたりまえのこと、たとえばごはんを炊くことや、雑巾がけをすること、毎日歩くことなど、そういったいのちの営みを大事にしたい。そうした文化を守って継承し、教えてくれるのが、助産師の仕事だと思う。だから彼女たちの仕事は、とても大事だと思います。

痛いときには、さらけだす。それを受け入れる。自分を解放できるところが、お産のいいところなんやないか。

——長年、助産院でお産に携わってこられて、どんなところにお産の魅力を感じますか。

お産ねえ、魅力ですか。まあお産というのはいくらやっても、済むまではわからんのですよ。いくらやってもね。ひとりひとりみなちがうし、慣れたからといって油断はできないんです。その緊張感が魅力といえば魅力ですね。お産の場っていうのはね、「痛い痛い」というときに、本人もさらけだすじゃないですか。さらけださなかったら、またうまいことといかない。痛かったら痛い、それを私らが受け入れてやる。そうすると自分を解放できたということから、私たちとの関係性も変わるんですね。親密感がでちゃうんです。だからお産をすると、今までにない関係ができるような気がするんです。向こうもそうだと思うんですよね。これだけわがまま言うて、騒ぎたてたけど、全部受け入れてもらえたと。自分を解放できるところが、お産のいいところなんやないか。それを我慢したり、怒られたりすると、あとあといやな思いが残って、そのいやな思いは子どもに向かっていくんじゃないかと、私は思うんですよ。

大谷タカコ

助産師・大谷助産院院長
大阪府

昭和9（1934）年生まれ。大阪府寝屋川市で開業して46年。大阪府の現役助産師では最高齢となる79歳。これまで4100人もの赤ちゃんをとり上げてきた。「お産は病気ではないから、なるべく自然に近いかたちで体験してほしい」と母親と家族をサポートし、食事や母乳育児の指導もしてきた。ネパールの母子保健支援活動のほか、助産師の育成にも取り組んでいる。

――どの場面をとくに大切にされていますか。

生まれてすぐに、へその緒がついたまま子どもをおなかの上にのせてあげる。やっぱり感動しますよね。自分で産んだという達成感。抱いて、「うわ〜、かわいい〜」「ようがんばって出てきたねえ」「ありがとう！」という言葉が、まず出てきます。

生まれて30分くらい経つと、赤ちゃんはおっぱいを吸いだします。母乳を吸わせることで、今まで頼りなさそうだった若いお母さんが、ちゃんと母親になっていく。

――産んだ直後の女性は、みるみるうちに母親の顔に変わっていくんですね。

助産師の仕事は、なにかしてあげるということではなくて、女性が自力で産むのを助けるということでしょうか。自分の力で産むことができると、達成感や感動、喜び、そういうものを感じてもらえる。そしてしばらくすると、周りに対して感謝の思いが湧いてくるんですね。自分をさらけだしていいんだ、自分は支えられて生きているんだということを体感することが、これからの生き方や子育てにもつながっていく、大事なことだと思っています。

助産婦として、女性を守る、支えるお産をやってきました。

――矢島さんに初めてお会いしたのは、私が三森助産院で次男を産んだ直後の分娩室でした。

当時はラマーズ法の時代で、三森孔子さんを中心に女性を主体とするようなお産の考え方が広まっていた頃でした。その後、三森さんは亡くなりましたが、その意思を継いで、これまで助産院をやってきたように思います。

――お産のなにをいちばん大切にしていらっしゃいますか。

私自身の出産体験から感じたことは、「自分で産んだ、産めた」という、あのときの感覚がいつも私を前向きにし、元気に、人間らしく生きる原点に立ち返らせてくれるということでした。「自分の力で産んだ」という達成感は、その後、母親として、あるいは女性として生きる原点になるような気がするんですね。やはり私は、女のお産というか、女性を大事にしなきゃ、いいお母さん、元気なお母さんはでき

矢島床子
助産師・矢島助産院院長
東京都

東京都立川市の三森助産院に勤務したあと、1986年国分寺市に開業。4600人以上の赤ちゃんをとり上げてきた。女性に寄り添うことをテーマに、お産と育児をサポート。女性やその家族がいつでも立ち寄れる場でありたいと、マタニティサロンやベビーマッサージ、食の講習会などを開催している。著書『フィーリング・バース』(自然食通信社 2011)、『助産婦(仕事 発見シリーズ)』(実業之日本社 1997)

ないんじゃないかと思って、助産婦として、女性を守る、支えるお産をやってきました。

――開業助産師はとくに地域に密接に関わることができますし、女性を身近なところで支えることができますね。

そういう意味で助産院は単なる医療施設を越えて、さまざまな講座を開いて、妊娠中や産後の人ばかりではなく、子育て中の人や家族、また地域の人たちの交流の場として開かれているところが多いです。

それが助産婦の仕事じゃないかと思うんです。お産の医療的管理というのは、技術的な身体管理という意味だけではなく、医療が女性そのものを管理するということも含まれていると思います。豊かなお産は子どもも自分も家族もみんなが豊かに生きられる、その後の人生の出発点のような気がして、私はそれを大事にしていきたいと思っています。

産むって大変なこと。
でもみんなそこを
あきらめないで
がんばってくれる。
すると、それだけの力が
自分にあるということに、
気がつくことができる。

小林由枝
助産師・野ノ花助産院院長
長野県

三楽病院を経て、神奈川県海老名市の片桐助産院に勤務。故片桐弘子助産師のもとで水中出産やフリースタイル出産などをとおして助産術を習う一方で、1993 年、JIMON の立ち上げに関わる。その後、長野県で開業して自宅出産の介助を始め、2007 年に駒ヶ根市に助産院を建てる。

――小林さんは20年以上助産院で仕事をなさってきましたが、お産のどこに魅力を感じていますか。

助産院では、無事に自然に産むために、妊婦さんが妊娠中からお産に向けてがんばって準備してくれています。お産のときも、力をふりしぼってやってくれる。私自身も集中します。やれるだけのことをやったら産めるはずと信じているので、あとは自然に任せます。

無事にお産が終わると、みんな喜んでくれるし、満足してくれる。すると子育てはこちらであまり手をかけなくても、自分でやってくれています。その母親になっていく姿を見ているのが好きなのかもしれません。正常な経過を経て助産院で産む人は、産む力をもっていると思うので、その力を信じるというのが、私の基本にあります。

――妊娠中から女性たちに関わっていて、とくにどの部分に助産師としての醍醐味を感じますか。

陣痛が始まってから、赤ちゃんが出てくるまでの時間が好きです。時間がかかって、夜などはただひたすらどうなるのかなあと思いながら、でも生まれるはずって自分の中で思う。ご本人も、もうなにも考えられない状態で、がんばる力もなくて、ひたすら耐えるしかないというところでやっている。そこのところを産婦さんも私もくじけないで、いっしょに過ごして、のりきっていく。それをやりとげることが産婦さんにとっては、産んだあとに大きな力になる気がします。

――自然に任せて待つのは大変ではないですか。

助産院では機械を使ったり、薬を使ったりしないので。そういうものに頼らずに自分の力でやるというのが醍醐味かもしれません。機械や薬を使ったら、時間も短くて、もっと簡単かもしれない。だけど、そこを自分の力で、最後のもうひとがんばりのところまでやりきってもらう。

だから妊婦さんには、「今の時代、産むのは大変なこと」「楽じゃない」と言っています。でもみんなそこをあきらめないで、がんばってくれる。そういう力をもっているということを私も教えてもらえるし、産婦さんもそれだけの力が自分にあるということに気づくことができる。女性のもっている、そういう意味では力みたいなものを感じます。

自然に恵まれて出てくる
赤ちゃんの姿。
尊いいのちを
受けさせていただく喜び。
これを感じます。

毛利種子
助産師・毛利助産所
兵庫県

昭和 2（1927）年生まれ。1959 年、神戸市東灘区で出張開業、1974 年に有床助産所を開設した。お産は自宅から病院へ移行する時代で当初は訪れる人が少なかったという。1980 年代、故三森孔子助産婦がラマーズ法を全国に広め、開業助産師たちは新たな道を築きだした。その後、ミシェル・オダン医師との出会いにより、フリースタイル・水中出産をいち早く取り入れた。独自の乳房マッサージ指導でも知られている。

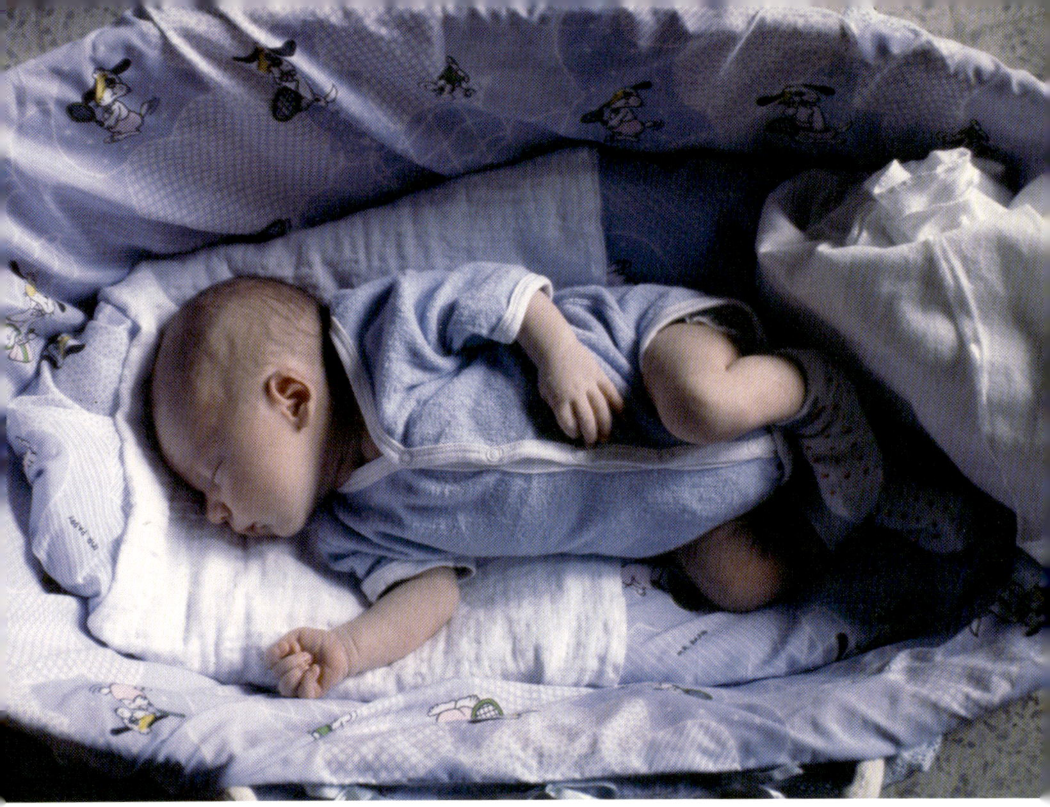

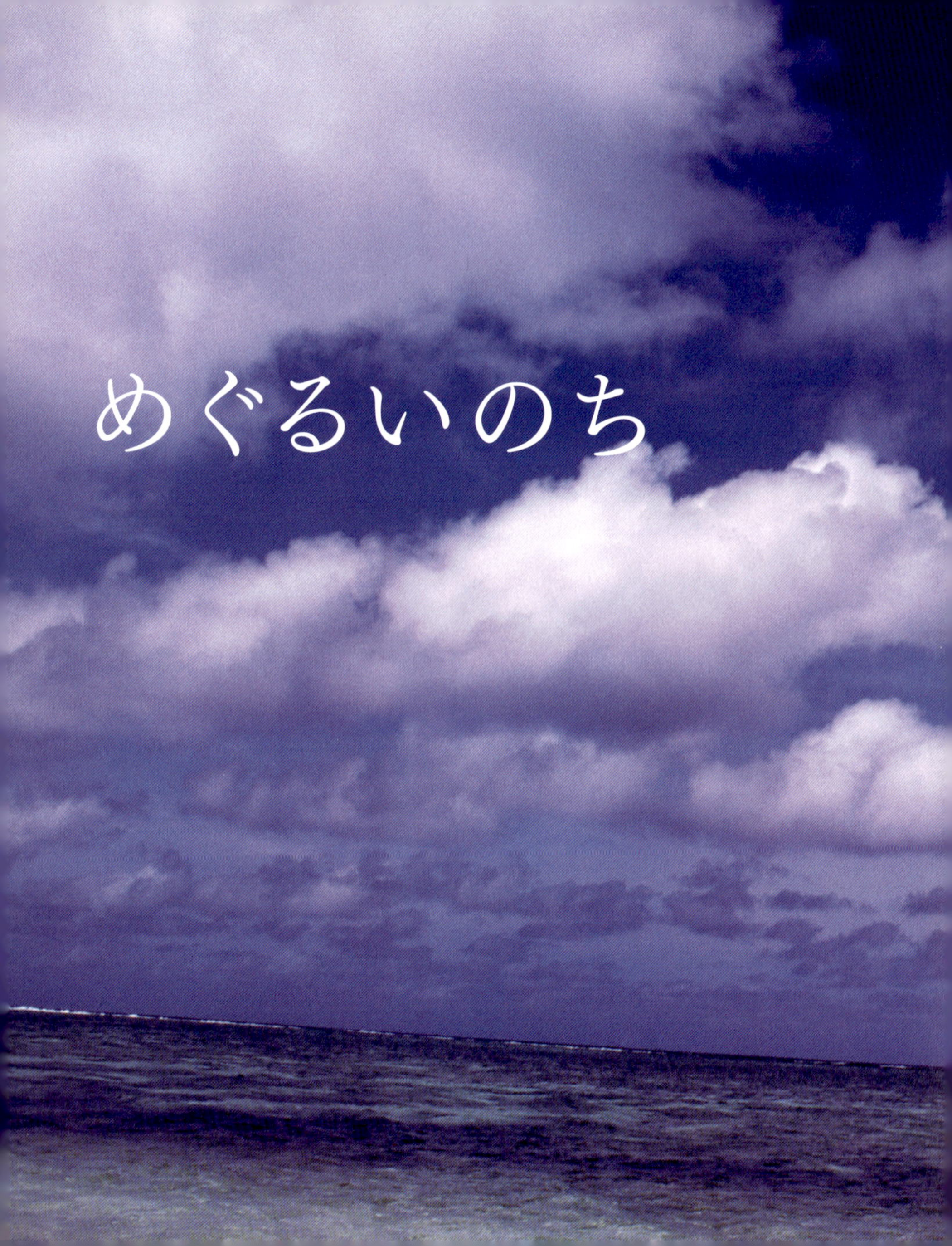
めぐるいのち

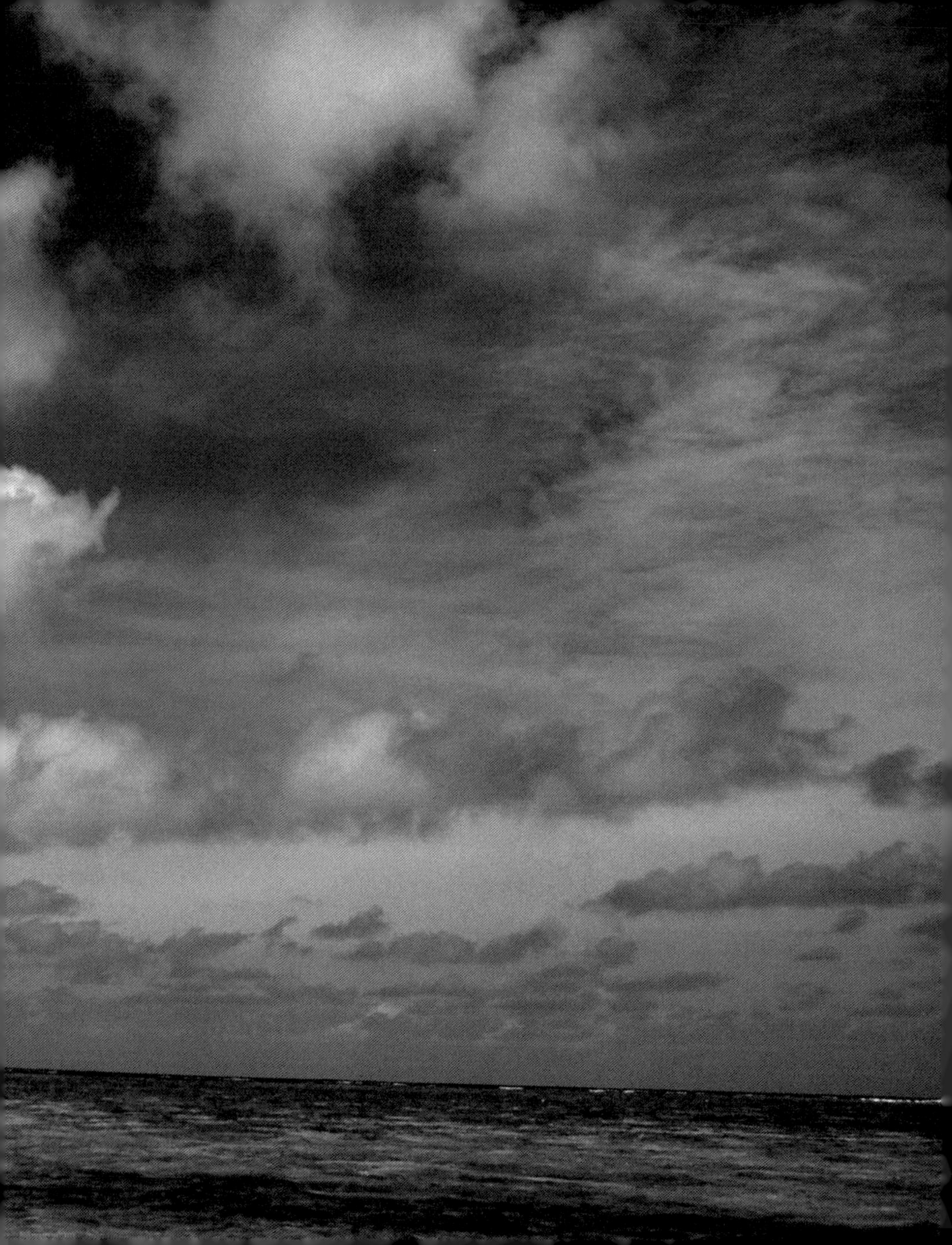

お産は、
とても自然なこと。
人生の中で、
とても大事な
出来事です。

オンドレイ・ランダ
ミュージシャン・パフォーマー
チェコスロバキア

オンドレイさんと蕗子さんは、定住しないノマド的な暮らしをしています。赤ちゃんを迎えるためにはるばる日本にやってきました。お産の前後を過ごすために選んだ家は、山の中のログハウスです。できるだけモノを浪費せず、あるものでまかなうのがふたりの生活哲学。ミュージシャンのオンドレイさんは音楽を奏で、ダンサーの蕗子さんはダンスを楽しんでいます。

オンドレイさんの故郷は、東ヨーロッパのチェコスロバキア。大学生のときに、ひとりで日本を旅していたときに、ブリュッセルの大学に留学していた日本人学生の蕗子さんに出会い、結婚しました。今度はふたりで旅を続けます。蕗子さんが妊娠して、どこで赤ちゃんを迎えようか考えました。できるだけ自然に産みたい。でも、チェコスロバキアや周辺の国々には助産院はありません。しかも、自宅出産が法律で禁じられている国もあるといいま

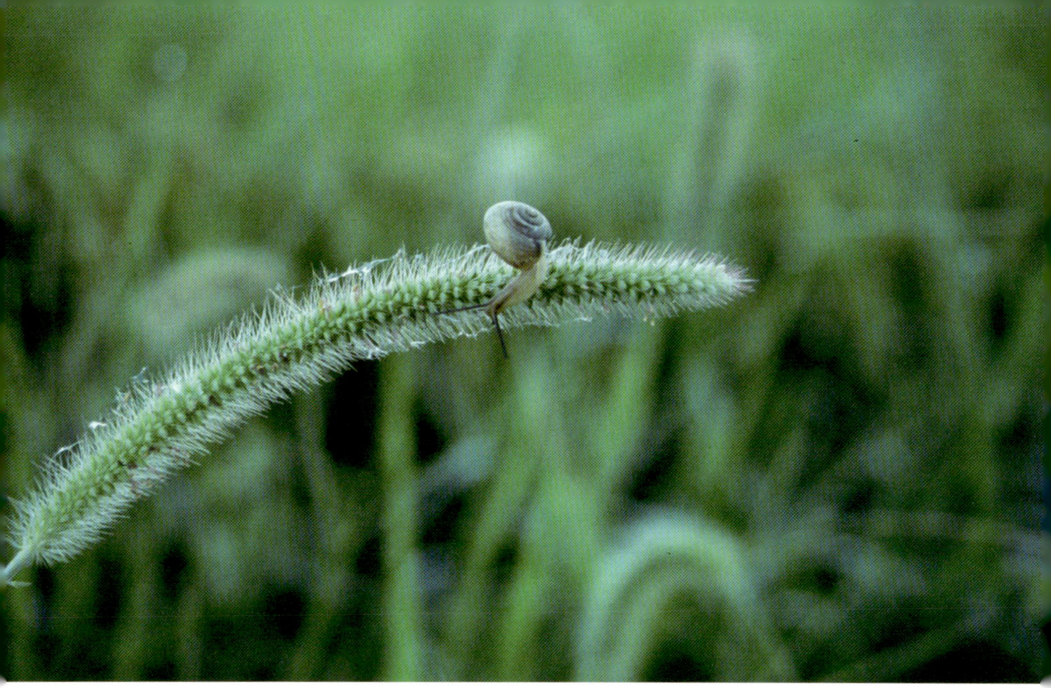

す。ふたりで相談して、伝統的な助産を知りたいと日本にやってきました。ログハウスは、山の神が祀られている神社の下にありました。家を借り、畑を借りて野菜を作りました。ガスがない生活なので、薪ストーブで煮炊きをします。野菜のはし切れも無駄にしない、シンプルな生活です。

ふたりは助産院の助産師に相談して、最終的に自宅出産を選ぶことにしました。都会や町の喧騒を避けて自然の中で生活するライフスタイルを選んでいるので、赤ちゃんを迎えるときも、そうした環境で迎えたかったといいます。

「お産はとても自然なことです。ひとりひとりの人生の中でも、大事な出来事だと思います。ぼくたちは自然と共存していて、自然なしでは生きられない生活をしているので、自然の中でお産がしたいと思いました」

お産のあと、自分のからだの範囲がふくらんで大きくなりました。部屋に入ってきた人が、それを感じるほどでした。

狩野蕗子
ダンサー
チェコスロバキア

——蕗子さんはダンサーとして、普段からからだの感覚を研ぎ澄ましていると思うのですが、お産の体験はどのように感じましたか。

蕗子　この家は山の中で、あまり物音もありません。陣痛がきて、夫が薪ストーブに火を入れて、パチパチ音がしていて、煙の匂いがして、風の音が聞こえる。横に人がついていてくれて、腰をもんでくれたり、声かけてくれたり。そうした音や感覚、目に見えているものや情報がバラバラじゃないんです。そういう感覚が全部いっしょになって、自然がなんか話しているような。その中に自分が生きている。そこになんの滞りもなく、生きてまた死んでいくといういのちの流れの中に自分がいる。その感覚の中で産めたことがいちばんよかったと思う。それはたぶん彼と一体になれた瞬間だと思います。そこにいのちが生まれてきたという体験でした。

——なにかが変わりましたか。

蕗子　お産が自信につながるというこ

とは、妊娠中は考えてはいませんでした。でも結果的に、自分が強くなれたという自信になりました。

オンドレイ　フキコは産んだあと、からだが大きくなっていたね。

蕗子　そう。「自信にあふれてどんどん大きくなっているよ」って、言われました。空間を支配するようになっていたんです。

オンドレイ　まるで木が枝を広げたように、からだが大きくなっていました。3カ月くらい経ってから、元のパーソナリティに戻りましたけど。

蕗子　からだが認知しているスペースがどんどん大きくなっていたんです。からだの範囲がどんどん広くなっていきました。子どもを守るために、たぶんそういうエネルギーが必要なんじゃないかと思います。ふだんは足のつま先くらいまで注意しておけば問題ないけれど、自分の体調もまだ完全じゃない時期、子どもも安定していない時期には、自分が察知できる範囲がどんどん広がっていくんじゃないかって思うんですよね。家に入ってくる人みんなに、それがわかるほどでした。それでちょっと大きくなりすぎていると言われて、体調も戻ってきたので、自分を戻していきました。

その頃、育児に対する感覚も少し変わってきました。娘が生まれてから、最初は私、母親を一生できると思ったんです。ずっといっしょにいることができて、本当に楽しい。でもいつかは、私が母から離れていったように、彼女も私から離れていくだろうし、彼女が離れたいときに放してやりたい。だからこの人のためだけにずっと生きていくことはできません。母親役が終わったら、私は自分に戻れるように、私は私として生きていく。彼女が必要なときに母親役をやろうと気持ちを切り替えたのが、3カ月目くらいでした。

その後、ふたりはクリエイティブな生活に戻っていきました。生後6カ月の娘を連れて、ヒッチハイクで本州と九州を抜けて屋久島まで旅もしました。ふたりはさまざまな人に支えられて、生きていることを実感するといいます。家を探すとき、子どもを産むとき、CDをつくるときやライブをするとき、旅の途中にも、必要な人や場所に出会ってきました。その「縁」のつむがれ方は、彼らが日頃からからだの感覚を研ぎ澄ませているからかもしれませんし、もしかしたら、だれにでもあるそうした「縁」をひとつひとつ気づいて確認しているのかもしれません。オンドレイさんはそれを「自由(Freedom)」と呼びます。日本への旅の途中で子どもを産んだふたりは、また東ヨーロッパへ戻っていきました。

福島県飯舘村

子馬が生まれると
希望が湧いてくる。
先が見えない村ですが、
私はここで子馬を
育てていこうと思っています。

細川徳栄
細川牧場長
福島県

細川牧場は福島県飯舘村に3代続く馬牧場です。「職業は馬喰(ばくろう)」と細川徳栄さんは言います。馬の飼育だけでなく、売買を手がけ、イベントなどに馬を貸し出す仕事もしてきました。飯舘村のほとんどの村民が避難したあとも、細川さんは牧場に残って馬を飼育しています。

「これまで馬に食べさせてもらっていたのと同じでしょう。馬を育てて、売って、それで生活をして暮らしていたんです。それが今になって、原発だからといって、餌も食べさせないで放っておくなんてことは、同じ家族としてできません」

山の中腹に広がる広大な牧場には、ポニーやサラブレッド、何種類もの馬が放牧されていました。遠くに黒い陰が見えます。死んだ馬たちの死骸でした。2013年の1年間で、全部で24頭

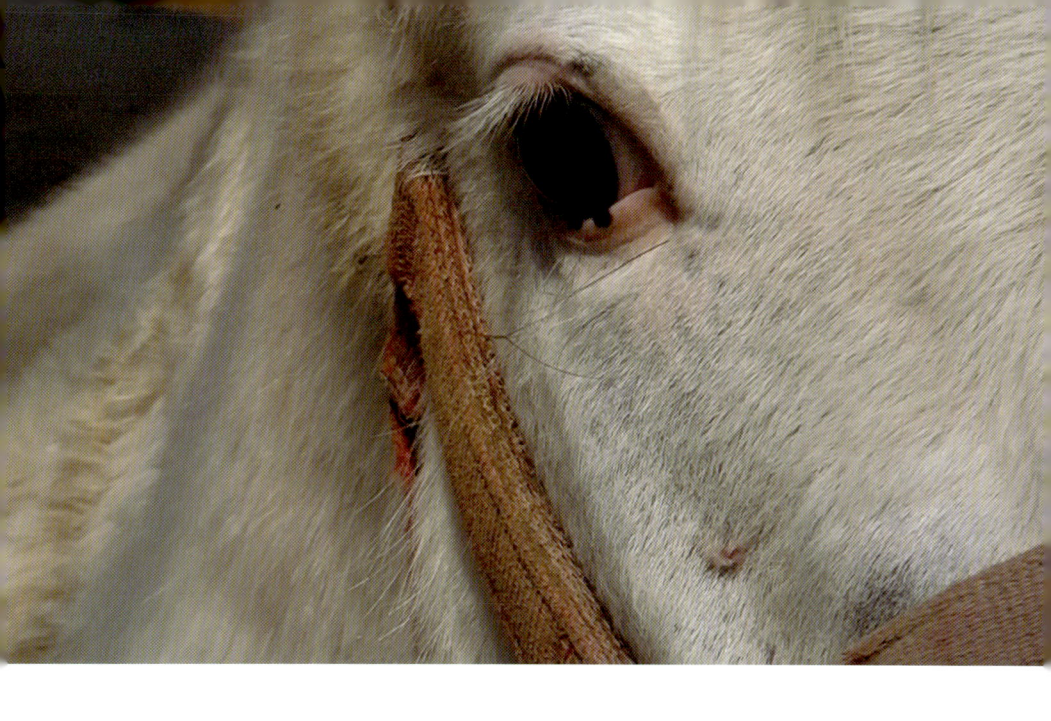

の馬が死んだといいます。その馬の多くは震災以前に生まれ、雨や雪に打たれながらずっと戸外で生きてきました。細川さんは死骸をそのまま放置して、研究機関の調査団が来るのを待っていました。ある調査で死因は不明とされましたが、こんなに頻繁に馬が死んだことはこれまでになかったといいます。

「原発の事故さえなけりゃ、われわれも馬も、みんな苦しむことはなかったんです」

大きな、ほれぼれするような立派なサラブレッドも2013年の秋に死にました。細川さん自身も検査の結果、内部被曝が確認されたといいます。事故後は村の生活が一変し、細川さん自身、家族を含め、激動の3年間でした。馬を失う悲しみ、先の見えない仕事や居住のこと、地域社会の解体、補償の問題等々。こうした心理的ストレスも累積しています。

「私が避難しないのは、馬を避難させる場所がないからです。じいちゃんの代から私たちは馬に助けられてきたんだから、ここで馬を殺すことはできない。助けるってことがいちばん大切なこと。だから私は馬といっしょにここで死ぬつもりです」

これまで支援者といっしょに、さまざまな方策を考えてきましたが、全部の馬を避難させられる場所はまだ見つかっていません。村で行われている除染は、事故から3年経った今でも全体の6%しか進んでいないといいます。

2013年の春。私が初めて訪れた前の晩に子馬が生まれていました。細川牧場の馬たちは馬舎ではなく、放牧による飼育なので、生まれるときも死ぬときも屋根のない牧場にいます。

「夜中に赤ちゃんが生まれたんだ。暗くて見えないけれども、気にしながら眠れなかったんだ。ああ、まだ母親のおっぱいに吸い付いてないなあと思ったから、となりの町に馬のミルクを買いに行ったんです。あれ人間の赤ちゃんのミルクなんです」

その朝、細川さんはほ乳瓶にミルクを入れ、牧場のまんなかで子馬に飲ませました。

「今年生まれた子馬は、死んだのが多かった。流産もいくつかあった。この馬はミルクを飲んだから、大丈夫だと思います。育ててみます」

そう話す細川さんの日焼けした顔は、硬いままでした。

「この村は明日がない村になっちゃったね。明日が見えてないんです。でも私は、馬の赤ちゃんが生まれるたびに、こんなこと言っていられない、夢も希望も湧いてくるような感じで。ああやってミルクをやっていると自分の親だと思って、みんな来るでしょう。あの姿を見たら、馬を捨てていくなんて考えられない。だから私はがんばりますよ」

6月、2度目に訪れたときには、馬の種付けで忙しそうにしていた細川さん。2014年の2月、大雪の中で、子馬が生まれたと風の便りが届きました。

飯舘村全戸数1646戸のうち、避難せずに残っているのは8世帯12人（2014年2月1日現在。震災以降の飯舘村を伝える情報サイト http://www.vill.iitate.fukushima.jp/saigai）

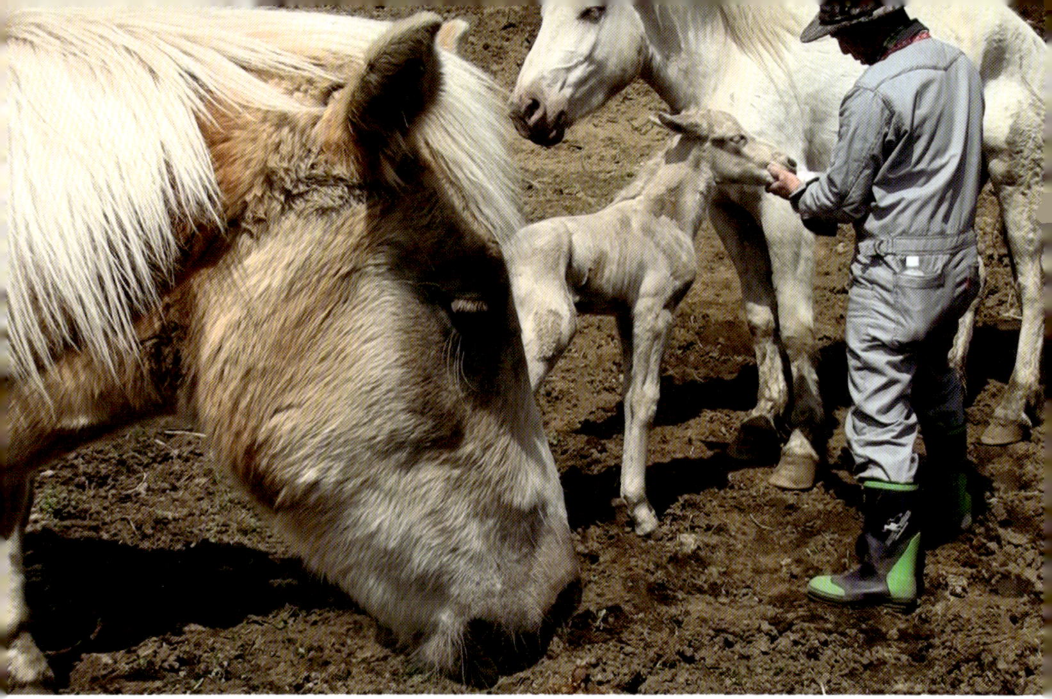

病院の中に、
いのちの循環があります。
死んで生まれて。
いのちはめぐっている。

——内科医から産婦人科医に転向されて、最初にお産を見たときの印象はいかがでしたか。

学生時代に病院で初めて見たお産は怖くて、私もこんなふうに生まれてきたのかって、ちょっと疑問に残るような、見ているのが辛くなるようなお産でした。その経験から、初期研修のときは産婦人科を選びませんでした。

内科医時代、病院で見ていた死に方は不自然なものでした。その真逆を見てみたくて、自然なお産を見学しました。本当になにが起こるかまったくわからなくて。そうしたら人が、出てきた。それは単純にきれいで、怖さとか不安とかいったものがぜんぜんなく、すーっと人が生まれてくるのを見た。すごく目に焼き付いちゃって、ずっと泣いていたんです。

今でもそのお産のことを思い出します。あれがみんなの体験になったらいいなあって。その現場にずっと関わりたくなって、産婦人科に転向することにしました。あのお産があると知らなかったら、産婦人科医はしていなかっただろうと思います。

丹家 歩
産婦人科医・琉球大学医学部附属病院
沖縄県

内科医として死に近い患者の治療をしていたとき、医療的な死に方に疑問をもち、自然な生まれ方を知りたいと吉村医院の出産を見学。その衝撃がきっかけとなり、産婦人科医に転向した。茅野市「実行委員会“いのちの架け橋”」代表として、イベントやコンサートの企画も手がけた。長野県茅野市諏訪中央病院を経て現職。

――お産の現状をどう思いますか。

今は自然にバンバン産めるようなからだを元からもっているような人は少ないですし、晩婚化もあります。薪割りをしたり、畳で産むというような、西洋の医学を介入しなくても産めるようなからだや文化自体がない。西洋医学を頼りながらいのちを授かるということも今はひとつの形です。自然なお産と産科学、双方のバランスをとれるような形はあるはずです。たとえば自然分娩できる場所がないのであれば、病院で自然なお産ができるように精神的な面を工夫すればいいし、西洋医学を利用しながらやればいい。お互いに牽制し合いすぎていると思います。戦わなくていいし、お互いのいいところを協力していけば、できると思います。

――内科医と産婦人科医を経験して、いのちの始まりと終わりを間近に見てこられました。

病院の中でいのちがめぐっていると思うことがあります。それはひとりの人が生まれて死ぬという意味ではありません。あるとき、病院で 12 ～ 13 人生まれた週があったんです。その頃、

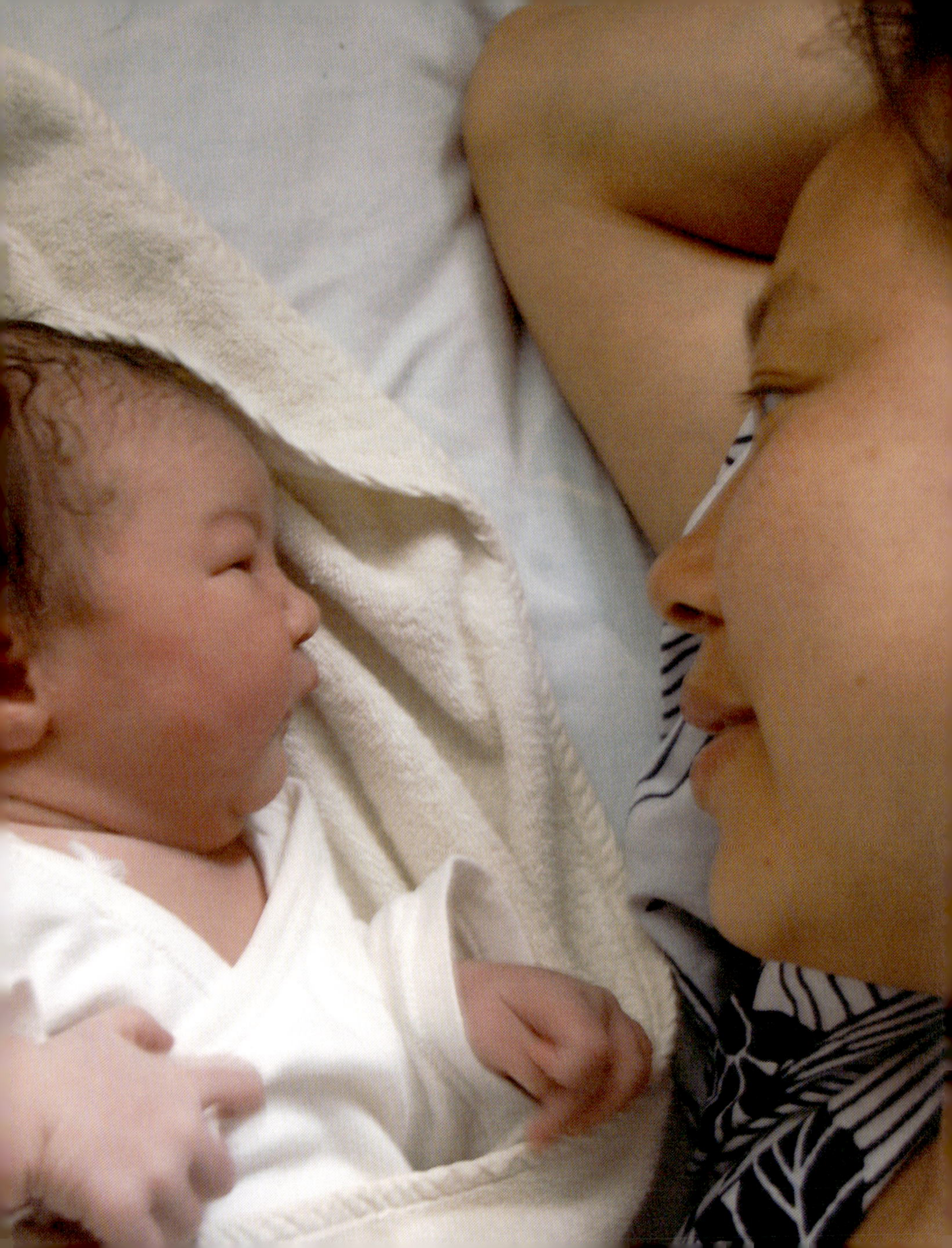

緩和ケア科では、１カ月で12～13人亡くなっていました。すごい勢いで亡くなっていったんです。緩和ケア科の先生が、「大きな流れでみて、死んで生まれるというのは表裏一体なのかなあ」と、ぼそっと言ったのがすごく妙に腑に落ちた。大きな流れとしての、いのちの循環というのが病院の中にもある。すごく自然なことなんだなあって思いました。

なにもかもがめぐっていると思ったのは、病院の産婦人科病棟の横にハーブガーデンがあって、最初は夏だけきれいだと思っていたんですけど、１年間見つづけていると、秋の色づいたときもきれいだし、冬も積もった雪の日に白樺が立っているのもきれいだし、ガーデンが生死を体現しているような、全部美しいんだと伝えられている感じで。人間も同じだと思います。

——誕生と死は似ていますか。

今は人の誕生も死も、病院の中に存在していますが、昔は家族が赤ちゃんを迎えていたし、最期は家族が見送っていました。それをまた復活させるっていうのはどうでしょう。お産も死も、病院のものではないですから、家族たちの手に取り戻したい。そういう形がつくれたらいいですね。

生まれることや死ぬことは、日常の重要性を教えてくれる。

――毛利助産所をはじめ、世界各地のお産をご覧になられた経験から、今のお産のあり方をどのように感じていますか。

お産は、いのちを産むという深い体験です。深い体験をすると、人は自分に娘が生まれたら、あるいはもし息子が生まれてそこにお嫁さんが来たら、「私はこんなお産をした」「これだけ語るものがある」と、ワクワクした気持ちで話すのではないでしょうか。でも、そうした気持ちをもっている女性が今、どれだけいるでしょう。多くの人はお産を「こんなもんなのかな」と思っているかもしれません。

――同じお産の体験ですが、どこがちがうのでしょう。

今のような効率化社会では、お産も効率的なやり方が重視されています。そうした中で、助産所のお産はあまり効率的ではないけれども、人生の出来事として、母になることに関して丁寧に時間をかける。まわり道かもしれないですが、そうしたことが、確実に深

毛利多恵子
助産師・毛利助産所所長
兵庫県

大阪府立母子保健総合医療センター、三楽病院勤務、聖路加看護大学教員を経て、母である毛利種子助産師（p.86）が開業した毛利助産所の2代目所長に2007年就任。1995年の阪神・淡路大震災によって助産所は全壊したが、翌年再建した。JICA（国際協力機構）専門家として1998～2001年にブラジル家族計画・母子保健プロジェクト「プロジェクト・ルツ」に着任。その後も国際協力として、世界各地の研修生を助産所に受け入れている。編著『助産管理（助産学講座10）』（医学書院2011）

い体験に結びついているということは感じます。

――社会の流れが速くなればなるほど、お産も速く、楽に、計画的に、安全を確保された施設でサービスを買う、という事象にとらえられがちかもしれません。

　生まれることや死ぬことは、人生の中でも、また家族の営みの中でも重大な出来事ですが、今は日常性の中でそれをじっくり味わうことは少なくなっています。けれど、いのちが生まれる、そのことが日常の重要性を教えてくれるのだと思います。

――日々の何気ない暮らしの1コマが大切ということですね。

　そうです。ごはんをつくることとか、掃除することとか、オムツを洗うことか、何気ないことですが、それが大事な営みだということを気づかせてくれるきっかけになる。そこにいのちの意味があると、私は思います。

お産で、
その人の生き方や
考え方がよく見えてくる。

——水戸川さんは日本ダウン症協会理事として、ダウン症のある赤ちゃんやそのご家族を支援する活動をされています。その立場からお産についてどのように感じていらっしゃいますか。

私はお産というのは、生まれてくるその瞬間というより、いのちを宿すことから始まる、子育て全般にわたることだと思っています。その人の生き方や考え方がとてもよく見えてくるキーワードですね。たとえば出生前検査の選択をどうするか、検査の結果をどう家族で判断するのかなど、なにか問題に直面したときに、どのように感じ、対処していくかということは、その人やその家族がそれまで生きてきた姿が現れてくると感じます。

——妊娠したときから子育ては始まっている。

そう思います。子どもがおなかの中でいっしょにがんばっていることを考えると、母親はひとりではないと感じます。おなかの中にいる子どもは、自分とはちがうひとりの「人」です。たとえば陣痛のときに、「私」が痛いと感じるのか、子どもといっしょに陣痛を迎えていると思うのかでは、ぜんぜんちがうと思います。

——血液検査で出生前検査が行われるようになると、それがひとつの医療的

水戸川真由美
公益財団法人 日本ダウン症協会理事
東京都

映画・テレビ番組などの制作コーディネーターの仕事をしながら、公益財団法人日本ダウン症協会理事として出産前後の家族を支援する活動に取り組んでいる。脳性まひの長女と、次女、ダウン症の長男の３人の子の母。11月３日に全国でイベントを展開した「いいお産の日」実行委員会では事務局を務めた。

選択肢のようにとらえられてしまう可能性があります。親はいのちの選択を迫られることになりますね。

自分の経験から言うと、３番目の子を授かり、生まれてみてダウン症とわかったのですが、それまでの妊娠期間は私にとってとても楽しいものでした。妊娠期間中をともに過ごしてきた存在として、わが子は愛おしいと感じます。

いのちの選別という言い方がいいのかどうかわかりませんが、科学の進歩が私たちにとってすべてプラスになっているのだろうかと考えてしまうことがあります。もちろん医学で救われるいのちはありますが、出生前検査で、もし「あなたの子どもはダウン症です」と言われたらどうでしょうか。医学や科学はいのちを選別するためではなく、いのちを育むための存在であってほしいと思います。

お産をとおして本当にその人がよく見えてくる。その人の考え方が見えてくる。家族構成が見えてくる。そこで気づくこともあるし、学ぶこともあるし、これからのエネルギーをもらうこともあると私は思っています。そしてすべてのお産と子育てが、優しく包み込まれる社会になってほしいと思います。

お産をどう考えるかは、人がどう生きていくのか、社会はどうあるべきなのかを問うきっかけになる。だからもっと考えていいと思います。

——リプロダクションを研究されていますが、社会学からみたお産とはどのようなものでしょうか。

　私は、お産は社会の窓だと思っています。古今東西、歴史的にみても、医療と社会の関係や、夫婦の関係、地域と人との関係など、お産を切り口に社会のありようが見える。あるべき姿を社会がどう考えているかということがよくわかります。お産をどう語るか、妊娠出産をどう考えるかは、人がどう生きていくのか、社会がどうあるべきなのかを問うきっかけになると思います。だから社会そのものだと思う。もっと考えてもいいと思いますね。

——たとえばどのようなことでしょう。

　印象的だったのが江戸時代の産科書です。それを見ると「お産は病にあらず」と、第一言に書いてある。ということは、江戸時代の人も、お産は病気なんだろうかとか、自然に産むってどういうことなんだろう、あるいは医療の恩恵を受けるというのはどういうことなんだろうということを問いかけていた。おもしろいですよね。産科書は医者が書いたものですが、産む人もた

白井千晶
社会学・静岡大学
東京都

社会学の立場から、生殖技術・不妊・出産・養子縁組・助産史などをテーマに研究を行っている。リプロダクション研究会代表。REBORN スタッフ。著書『不妊を語る』（海鳴社 2012)。共編著『子育て支援　制度と現場』（新泉社 2009)。共著『不妊と男性』（青弓社 2004）ほか。

ぶん問いかけていたはずです。だから、江戸・明治・大正時代の人たちがなにも考えずに産んでいたわけではなくて、やはり常に人は、自然とはなんだろう、お産ってなんだろうということを考えていたんです。私たちがたぶん自然に産んでいたんじゃないかと考えている江戸の人がそういうふうに悩んでいる。ということは、普遍的な問いなんだと思いますね。

――昔から人々は常にお産について考えてきたのですね。

お産は文化ですから。文化でもあり、社会でもあります。文化というのは人がつくっていったり、人が変えていったり、人がその中で埋もれたり、あるいは抗ったり、苦しいと思ったりするものです。文化とは人の営みの中で生まれてきた、そういう意味では人工的なものというか、自然ではないものです。だからお産が文化の中にあるということは、文化の中で人は常に、戦ったり、受け入れたり、問い直したりしてきた。お産はそれそのものだと思います。

水や電気が止まっても、
いのちをつなぐ力や
育む力はある。
それを次世代に
バトンタッチしていきたい。

――大葉さんは５人のお子さんの母親です。ご自身の経験をもとに誕生学をつくられたのですね。

すべてのいのちが女の人から生まれます。だからこそ「お産を幸せにする」ことが、人の世界を幸せにすることにほかならないと確信しているんです。

――「お産を幸せにする」とは、どのようなことでしょうか。

今は「速いほうがいい」という効率主義と、「モノを買えることが豊か」という大量生産大量消費の社会です。そうした社会では、自分のからだの力は休ませておいて、別のだれかにオーダーできたほうが楽だと思いこまされがちです。医療サービスを買うことは消費としての一時的な満足感はあるかもしれませんが、それが豊かさの基準になってしまうと、からだの豊かさをだれも信じられなくなってしまいます。

医療のバックアップの恩恵を、すべての人が受けられる状況は本当にありがたい。でも、こうしてあげますねと医療介入のメニューが最初から用意されていると、女性は自分のからだを信じるチャンスを一度も与えられず、自

大葉ナナコ
公益社団法人 誕生学協会代表理事
東京都

妊娠出産の知識といのちの大切さを多くの世代が学べる場として、2003年バースセンス研究所、2005年に日本誕生学協会を設立（2011年に公益社団法人）。いのちの教育プログラム「誕生学」を開発し、官公省庁・自治体などとともに次世代育成支援事業をすすめるほか、研修講師、講演など幅広く活動している。著書『女がめざめる暮らし方31のレシピ』（サンマーク出版 2013）、『Life　誕生学の現場から』（ポプラ社 2010）、『ナチュラルなお産』（アスペクト 2007）ほか。

分のからだの力を信じるということに気づくこともできない。それは、チャンスを奪われていることになると思います。お産の時間というのはたっぷり、産む本人が自分自身を信じることができる時間であってほしいと思います。

――「待つ」ということは、お産だけでなく、日常的に難しくなっている社会です。

子育ては待つこと、信じること、許すことの連続ですよね。お産でそれを体験させてもらえなかったら、どうやってこれからの「子育てエネルギー」を得ることができるでしょうか。お産のとき女性は大切にされると、子どもの心とからだを大切に扱っていくことができます。母になるからだは、新しい人育てが始まるからだです。だから祝福してほしいし、待ってほしいし、信じてほしい。

――うまく機能する自分のからだを信じるチャンスを与えてもらえない社会になっているのかもしれません。

国際NGOでアフリカに2度行ったことがあります。東京都くらいの面積に、マタニティクリニックが1件しかないようなエリアでしたが、人口爆発のように子どもがあふれていました。もちろん交通や通信の手段がない、医療が乏しいなどによって、日本だったら助かるケースが助からないこともありますが、ほとんどの女性のからだは健康で、産む力をもっている。もし日本と同じような安全な環境がなければ産めないということであれば、アフリカに子どもはあふれていないはずです。

私たちは文明の利器のサポートを受けて、電気がある、飲める水があるということは、とてもありがたいことですが、だからといってからだの力を休ませて、本来の力はないものとみなそうということとイコールではないはずですよね。水が止まっても、電気が止まっても、いのちをつなぐ力や育む力はある。震災を経験させられた世代として、それを未来の人に渡していかなければ申し訳ない。非常事態で停電でも産めるからだや断水でも湧く母乳。次世代にバトンタッチしていくべき、そうしたいのちをつなぐ力を見失ってはいけないと思います。

新しい人が育っていって、そしてまたいのちが生まれて、つながっていく。悲しい死や、生まれてこられないいのちや、産みにくい状況などもありますが、そうしたことも含めて、私たちはいのちを見つめることができるのだと思います。いのちをどう迎えるかを考えることは、自分がいのちとどう対峙するかということを考えることです。お産は、人々が真剣にいのちと向き合う、最大のチャンスだと思います。

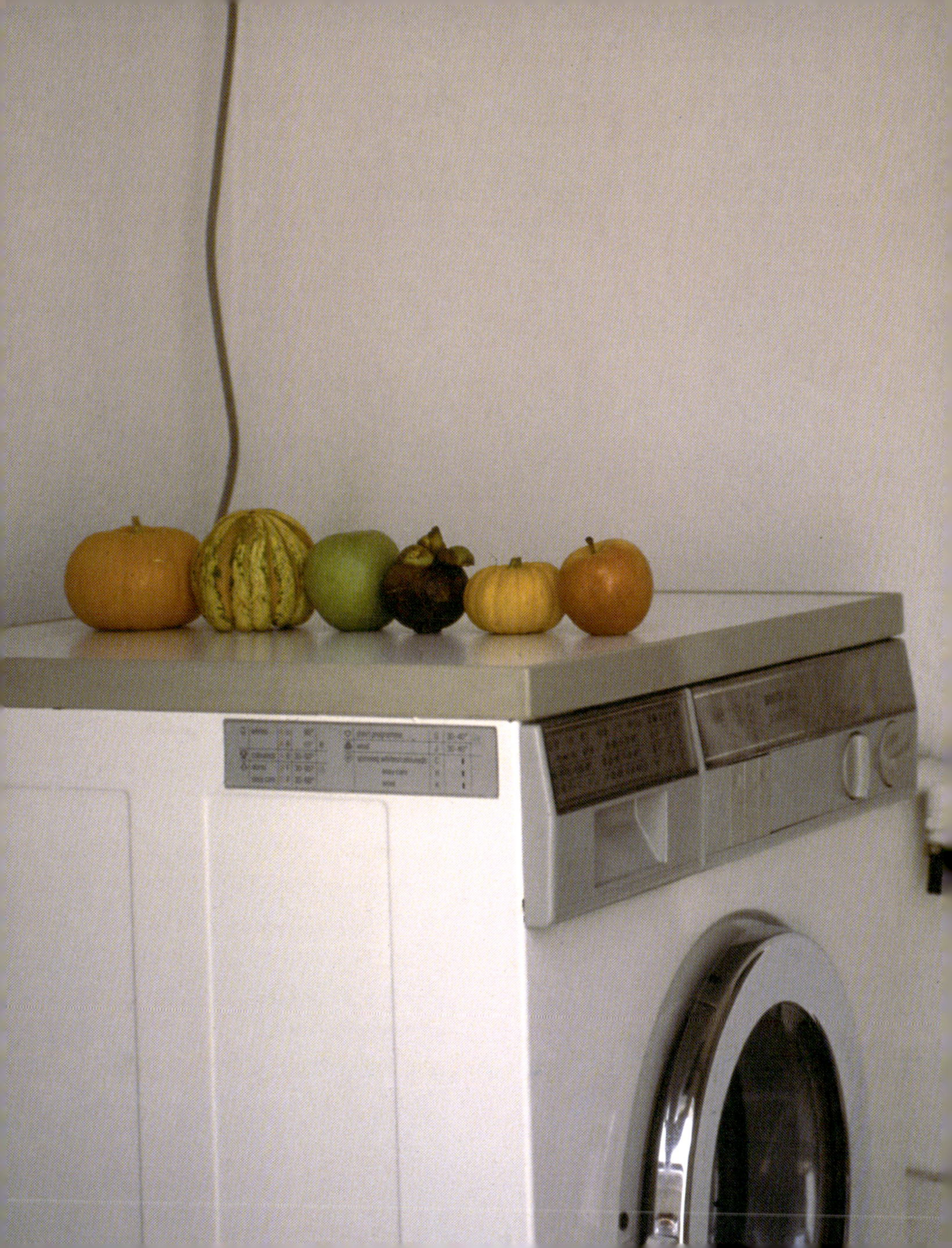

新しいものが
自然の生理の運動として
生まれる。
それが人間の
生きていく希望。

――長谷川さんは、４人のお子さんの子育てをしながら、哲学に生きてこられました。

子どもは1972年に最初の子が、1980年に4番目の子が生まれましたから、もう30～40年ほど前のことです。当時は妻が保育士として仕事をしていましたので、毎日ぼくが赤ん坊の世話をして、お湯に入れたり、オムツを替えたり、ほ乳瓶で飲ませたりしていました。生き生きとした動くものが目の前にいて、それがこちらに反応してくれる。日々成長していく過程というのは、なんておもしろいんだと、最初の子どものときから思っていました。4人だから大変だったということはなかったですね。すごく楽しい経験でした。

――最近はお孫さんが生まれたときに、産後の手伝いもされました。三十数年前とのちがいはありましたか。

家事や育児をすることについて、ぼくはあまり、男だとか女だとか意識は

長谷川 宏
哲学者
埼玉県

東京大学大学院哲学科在学中に大学紛争を経験し、その後、在野の哲学研究者を貫く。埼玉県所沢市に学習塾を開くかたわら、4人の子どもの子育てや家事にも関わってきた。塾では毎年、演劇祭や山村の廃校での夏合宿を開催。ヘーゲルの翻訳者として知られる一方、日常的な言葉で暮らしの中に生きる哲学を語る。著書『ことばへの道』（講談社学術文庫 新装版 2012)、『初期マルクスを読む』（岩波書店 2011)、『双書哲学塾 生活を哲学する』（岩波書店 2008)、『丸山眞男をどう読むか』（講談社現代新書 2001）ほか。

しません。ただ自分たちの頃はラマーズ法といって、夫のお産への立ち会いが言われ始めたときでした。ぼくはその当時は、それをあまり自然な感じではないと思っていた。うちのかみさんも「私はいいわ」と言っていた。でも孫のときは、娘の夫は立ち会っているんですね。そのときは娘の夫の選択に不自然な感じはしませんでした。そういうところに社会の意識の変わり目があるような気がしますね。

——新しいいのちに触れると生き生きできるというのは、男女も年齢も関係ありません。

孫の世話をして、寝ている姿や、泣いている場面を見るというのは、とても幸せなことです。新しいいのちがある。それを生まれたとたんから目の前にしているというのは、やはり不思議な気がします。春になって新芽が出るというのも不思議だけれど、目の前に動く生命体がいるというのは、とりわけ不思議。

そういう新しいものが次々に、自然の生理の運動として出てきて、それをこちらは少しずつ年をとりながら見ている。それは、ちょっとほかでは体験できないものです。ぼくは、人間が生きていく希望の根本は、新しい生命がみんなに祝福されて生まれてくるところにあるんじゃないかと思います。そんなことをいつも意識して、ありがたい、奇跡だと思っているわけじゃないですが。

——いのちがつながっていくということが、社会の希望になるのですね。それを守ろうとすることが、どういう社会でありつづけたいのかを問うきっかけになるのかもしれません。

たとえば戦争はとんでもない、非人間的なことだと一般論としても思うけれども、目の前の子どものいのちのことを考えると、その非人間性がいちばん切実に感じられる。自分の子を戦争に送ったり、あるいは戦争で人を殺す、あるいは殺されるなんてとんでもないという感じが、気持ちとしてはすっと入ってくるような気がします。

福島の原発事故などは、決してあってはならないことですが、そうしたことが起こってもいのちはいのちとして在る。絶望的な状況の中でも、子どもが生まれたというニュースは、希望につながるとりわけ価値のあるニュースのような気がします。その子がこれから新たなる人生を築いていくのだと思うと、自分も生きていけるような気がします。

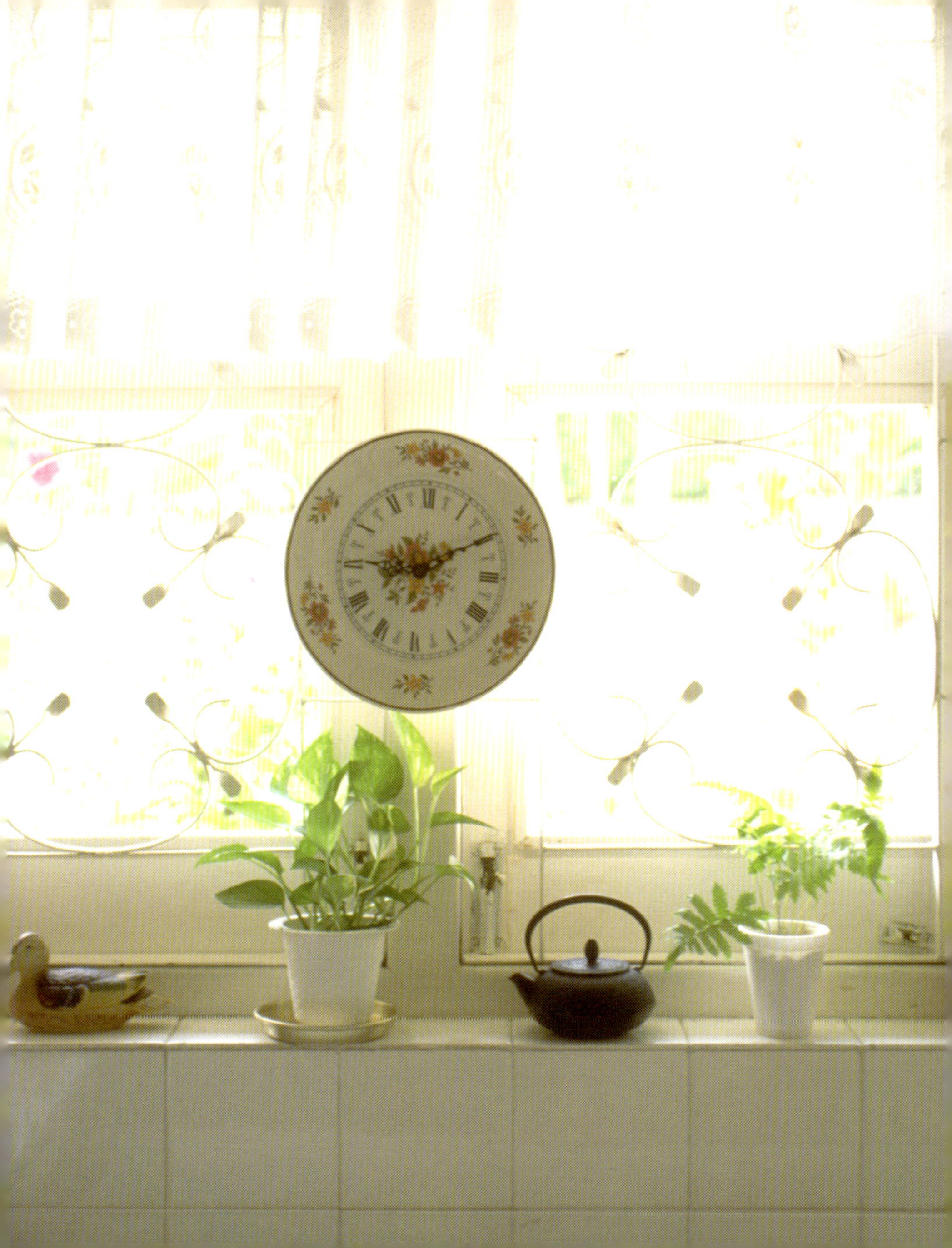

出産はすでに
「自然」によって
最適化されています。
テクノロジーは
正常出産をそれ以上に
完璧なものにすることは
できないでしょう。

ウルフ・シーヘンヒューベル　Wulf Schiefenövel
医師・マックスプランク研究所教授
ドイツ

大学医学部時代、インドネシア領ニューギニア高地に赴任する機会を得て、アイポ族とともに暮らした経験をもつ。医師および進化生物学・民族医学の立場から、生理的出産について論じている。自身の娘はドイツで自宅出産をし、孫の誕生にも立ち会った。共著「生理的な出産と人類　ドイツの現場から」『世界の出産』（勉誠出版 2011）

——シーヘンヒューベルさんは、医師として、また進化生物学や民族医学の研究者としての立場からも生殖やお産について言及されています。お産のどこに惹かれているのでしょう。

女性の子宮からあのせまい産道を通って赤ちゃんが出てくるのですよ！

これはもうまったく信じられないほどの生命の不思議です。あちらの世界からこちらの世界への移行は、途方もなく大きな転換点だからこそ、それを祝うための儀式が各民族文化にあるわけです。

——さまざまな領域から広く研究をなさっています。

科学の領域はどんどん細分化され、専門性が深くなってきています。しかし専門家が専門性を深く追究すればするほど、別な領域については見えにくくなってしまう。それらを俯瞰《ふかん》して総合的にとらえ、各領域に知識の橋をかける人が必要です。哲学的な視点をも入れながら、その全体の意味について考える。私は自分の役割を、まさにこの架け橋になることだと心得ています。専門的になりすぎてバラバラになった領域をまたがって研究し、それらをつなげていく役割です。

生殖科学の研究者たちの興味は先端医療や体外受精の技術などに集中していますが、私はそうしたことに関心はありません。私は、子どもが生まれてくる自然なプロセスが、どのようにして問題を解決してきたのかということに注目したいのです。

——領域を越えて架け橋をつくるというお話は、とても興味深いですが、そもそもどうしてそういうお考えをもつようになったのでしょう。

私の父は地方の町で、ファミリードクターをしていました。子どもの頃、父は私を何回か農家に連れていってくれたことがあります。それはその家でお産があったときでした。私は子どもの頃から父親に自宅出産の現場を見せてもらっていたのです。

1965年、22歳の医学生のときに、ニューギニアに行くチャンスが訪れました。伝統的な集落へ行く仕事で、そこで私は人々がどのように病気やケガを克服するのか調査しました。咳をしたり、足を折ったり、目が見えなくなったりしたときに、いったい彼らがどのようにしているのか、伝統的な医学システムについて研究することにしたのです。

その後ドイツに戻り、医師をしていた頃に見た1本の記録映像も強く印象に残っています。それは南アフリカのある部族の伝統的な出産の映像でした。ミュンヘンの病院で上映し、それを見た産婦人科医たちと話をする機会がありました。その当時のドイツでは、伝統的な出産のあり方はまったく興味をもたれていませんでしたので、産科医たちはそのお産を見て、まったく信じられないと言いました。100%自然な出産でした。助産師がいて、肩を出すために赤ちゃんの頭に手を添えていましたが、ほとんどは自力で産んでいたのです。映像を見るとわかるのですが、赤ちゃんは産道を抜けて、静かに大地の上に滑り出してきて、着地したのです。今では信じられない光景ですが、それが可能だったのは、出産した女性が大地の上で垂直な姿勢をとっていたからです。垂直な姿勢は自然出産には大変重要な構成要素のひとつです。仰向けに寝た姿勢は、逆立ちして産む姿勢の次に不適切な姿勢なのです。

私たちは進化の過程を考えなければなりません。なぜ人類にとって、出産はこのように難しくなったのでしょうか。ひとつには人間の脳が発達して、新生児が大きな頭蓋骨を持つようになったこと。ふたつめは、二足歩行するようになったことによって、骨盤が小さく頑丈になったことによるものです。それにより人類の出産は困難なプロセスになりました。だから、出産を介助する助産師が必要になったともいえます。

不思議なのは、なぜ二足歩行をするようになった人間に、自然は大きな骨盤を与えてくれなかったのでしょうか。そうすればもっとお産は簡単だったでしょう。その理由はわかりませんが。

――その理由を考えることが、お産を考える鍵になりそうですね。

そうですね。出産は「自然」によって最適化されています。しかし、「自然」はすでに完成された形を与えてくれているにもかかわらず、現代医学や産科学はこれまでさまざまに手を加えてきました。テクノロジーは正常出産をそれ以上に完璧なものにすることはできないでしょう。自然のしくみは、実にうまくできているのです。だからこそ私は、自然なお産に関心を寄せるのです。

——しかし現在は、生殖医療がトレンドの時代です。

生殖すなわち妊娠は世界一「自然」な出来事であるべきです。でも、現在はそうではない社会になってきています。私自身、不妊治療の医療技術を研究するひとりの医師ですが、私が疑問に思うのは、生殖医療はなぜ、あのように巨大な市場として勝利を収めているのかということです。

私たちは科学技術がなんでもできると信じています。技術は500gの新生児を救うことができます。将来的には「生命」をつくることも可能かもしれません。にもかかわらず、少子化で子どもが少なくなっている。何が起こっているのでしょうか。なぜこんなことになったのか。社会はこれ以上、子どもはいらないのでしょうか。これはとても興味深い問いです。

——科学技術が進み、生殖が細胞レベルの問題になり、さらに治療は細分化・グローバル化しています。それなのに子どもの数は減っている。医療化が進んでいない途上国のほうが、人口があふれています。人々はいったいどのような社会をつくろうと、なにをめざしているのでしょうか。それを考えるきっかけを、お産が与えてくれているような気がします。

出産は単に医療的な出来事ではなく、人類の進化のメカニズムというだけでもありません。当事者やその家族にとっては、感情をともなう非常に深い体験です。だから私は、お産から学びつづけることができる。それはとてもすばらしいことです。

お産って楽しいね。

吉村 正
産婦人科医・吉村医院元院長・
相よるいのちの会理事長
愛知県

愛知県岡崎市の吉村医院元院長。1980年代から自然なお産に取り組み、これまで20000例以上のお産を見守ってきた。自然に根ざすそのお産哲学は多くの医師や助産師に影響を与えつづけている。2013年末、院長を引退。著書『「幸せなお産」が日本を変える』(講談社＋α新書 2008)、『いのちのために、いのちをかけよ』(地湧社 2010)、『お産！このいのちの神秘』(春秋社 新装版 2010)。共著『母になるまでに大切にしたい33のこと』(WAVE出版 2012)ほか。

「お産って楽しいね」は、吉村正医師の最初の本のタイトルになっている言葉です。お産は「自然な営み」といわれながら、一方で産科医療では「なにが起こるかわからない」という言説が第一に流通しています。リスク回避のために医療管理が必須という現状では、出産のリスクはとりわけ強調されがちですが、それによって医療的管理をさほど必要としない正常なお産の存在が忘れられているかのようです。

吉村医師は、困難にみえるお産で

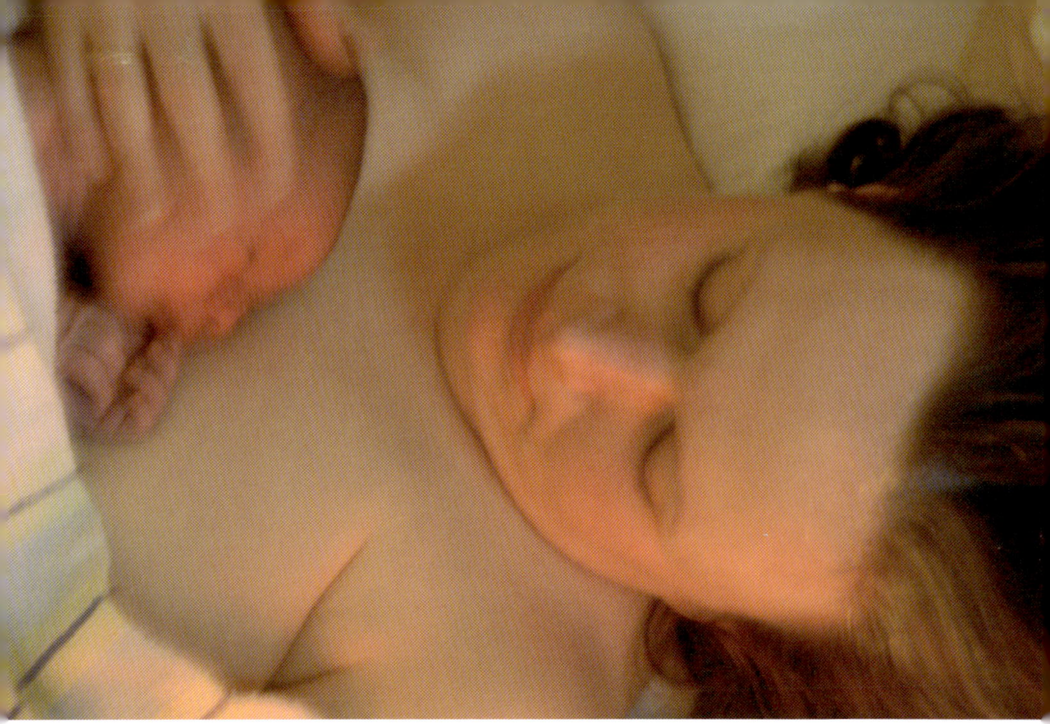

あっても、待つことによって事態が好転することを何度も見てきたといいます。妊娠中から当事者が心とからだを周到に準備し、医療的にもリスクをできるかぎり回避しながら見守るというやり方は、吉村医師の経験に基づいたものです。

吉村医院では医学的診断と技術とともに、予防医学と信頼関係が重視されてきました。お産のリスクを軽減するための予防医学として、妊娠中から当事者本人によるからだと食事の管理が積極的にすすめられます。信頼関係は医院に関わる助産師や医師、スタッフ、当事者、家族がそれぞれに結び合うものです。産む人はひとりではなく、また医療者やスタッフもひとりではありません。信頼や思いやる気持ちは、互いの関係性の中に築かれます。当事者のみならず、医療スタッフもまた、個別化されないということがポイントかもしれません。それは生まれくる人を中心とした、いのちをめぐる関係性の輪なのです。

おわりに

言葉には力があります。
DVD「みんなのお産」で語られるひとりひとりの言葉には、思いが込められています。 話される内容はもちろんですが、その人の思考が向かう方向、あるいは職業によって、異なる言葉が使われていることがわかります。言葉の選び方や話し方も、人それぞれです。文章にすると平坦になりがちな言葉でも、映像で「話される」言葉には、短いながらもその人となりが現れています。それはその人のいる「場」や、話し方、表情などから汲み取ることができます。私にとって 39 人の方々の言葉や思いをつむぐ DVD の編集は、まるで、さまざまな色や形、手触りの異なる小さな布地を縫い合わせて、大きなパッチワークキルトに仕立て上げる作業のようでした。

3.11 後、「いのち」という言葉はさまざまな方面で語られてきました。それは、自然災害や放射能の問題など、「いのち」が脅かされる危機感が、社会の中で広がっていることの現れのように感じられます。そうした今、改めてお産について考えてみたいと思いました。
少子化・人口減少化が社会問題となっている現在でも、出産は個人的で医療的な問題であるという見方が多くなされています。子どもが生まれにくくなった背景には、さまざまな要因が指摘されています。家族形態や暮らし方が変化し、シングル化が進んでいます。男女ともに、産む・産まないを選択できるようにもなりました。結婚、生殖、子育てがしやすい環境が整っていないからだとする意見もあります。そうした中で、女性にとって妊娠・出産は、身体的にも精神的にも、あるいは社会的にも「あたりまえ」

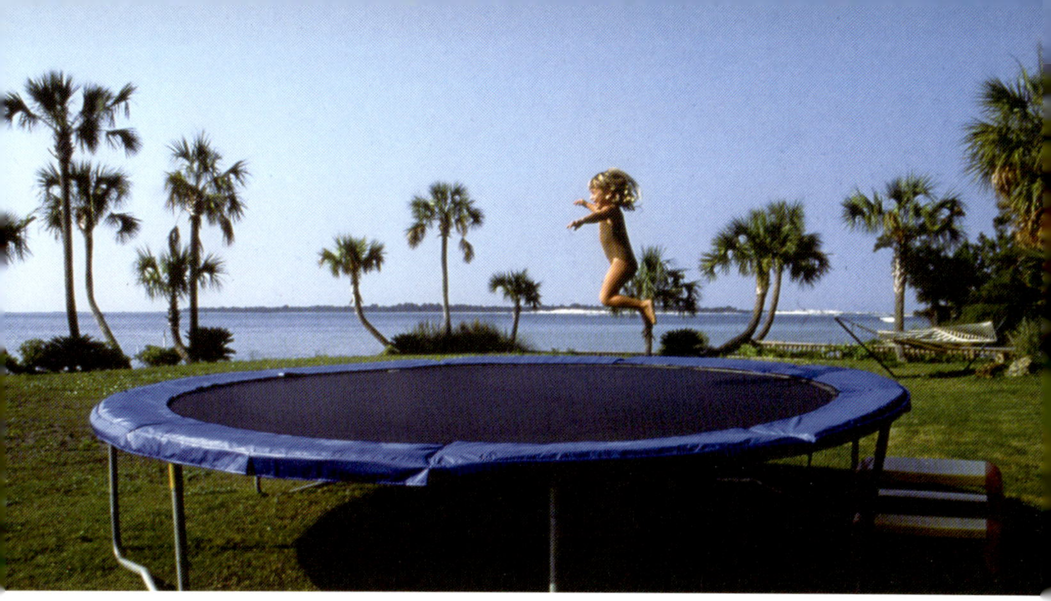

なことではなく非日常化したことが、子どもを産むことのハードルをさらに押し上げているのかもしれません。

人口経済学者の鬼頭《きとう》宏《ひろし》教授は、わが国の人口減少化を歴史的に見て「未来に希望をもてないという心理的なブレーキと気候変動などの外的要因がセットになって人口減少期に入る例」が過去にも何回か訪れていたと述べています。

文明は進化の時間軸の方向に、スピードを増して突き進んできました。その文明の進んだ先に、子どもが生まれにくい社会が待ち受けていたことを、だれも想像していなかったのかもしれません。そうした意味で「お産」は、女性や結婚した人たちだけが当事者なのではなく、社会に人が生まれてくる事象として社会全体の問題となってきています。

かつてお会いしたアイヌの産婆、青木愛子さんは「アイヌほど、子どもが生まれることを大事にしてきた人々はいない」という言葉を残しています。こうした言葉を、私はほかで聞いたことはありません。

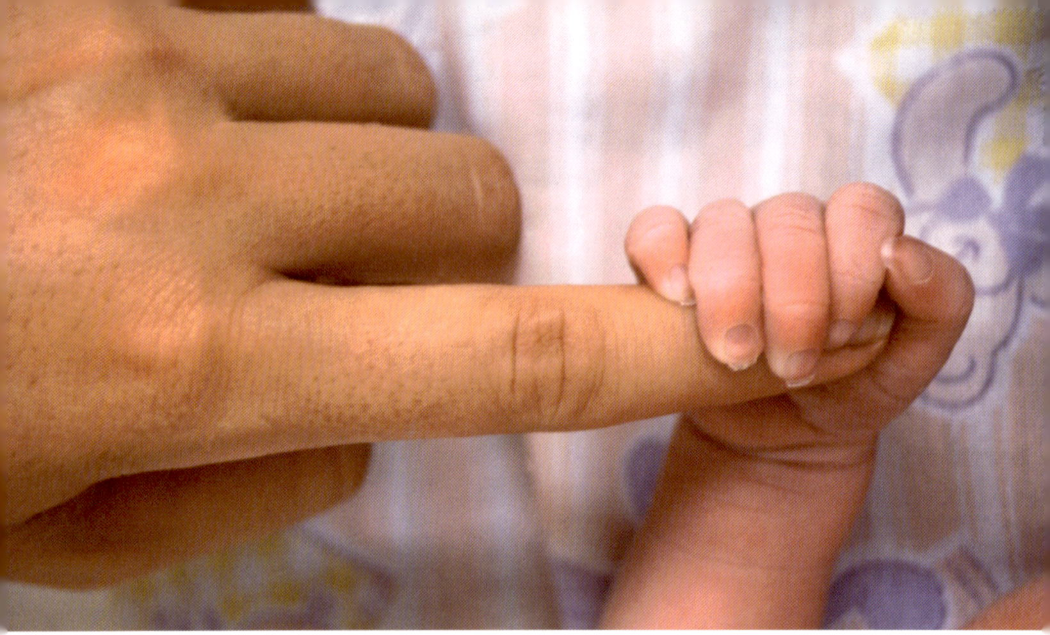

自然に囲まれた山の中で自宅出産した狩野蕗子さんは、「お産のあと、身体空間がどんどん大きくなって、家中を満たすくらいになった」と語っています。その拡大したエネルギーは、玄関から部屋に入ってくる人に感じられたほどだったといいます。

でも残念なことに、こうした話は言説として流通していません。むしろ現代は反対に、「お産すると産後うつになる」という言説が流通している時代です。

私自身、お産の体験は、身体的にも精神的にも、リアルに「満たされた」感じが広がった瞬間でした。でも現代という社会は、そうした「リアル」な体験は遠い記憶となり、過去の出来事として扱われようとしているのかもしれません。

個人的な体験としての出産の是非を、ここで問うつもりはありません。産む人もいれば、産まない人、産めない人もいます。産む・産まないという二項対立として語れば、産めない最たる存在は男性です。産む・産まない・産めない、あるいは子をもつ・もたないというちがいを格差にしてしまうのではなく、むしろひとりの「人」が社会に生まれてくるという「お産」や「誕生」に、喜びや希望を見いだせるような社会にするにはどうしたらいいのかを考えていくことはできないでしょうか。

これまでお産は医療の中で、あるいは当事者や研究者によって語られてきました。いうなれば専門家や関係者によって語られてきたにすぎませんでした。しかし、そうした言葉だけでは、今のお産を語ることができなくなってしまっています。あたりまえであったはずの生物としてのお産が、少子化という社会的問題となり、これまでの枠組みの中だけでお産をとらえることができなくなってきているのです。

今、求められていることは、お産についての新しい語りです。家族や社会、あるいは人類にとって、人が誕生するということはどういうことなのか、その意味を再構築しなければなりません。

DVD「みんなのお産」の語りには3つの主題があります。

ひとつめのキーワードは身体です。震災直後に生まれた赤ちゃんは、多くのことを教えてくれました。3.11以降、各地で台風や豪雨、豪雪などの被害が見られるようになっています。そうした災害の際、弱者としてあげられる妊婦や母子ですが、行政や医療の支援はもちろん、それに対しての個人の備えも必要です。でも、震災後に生まれた赤ちゃんたちは、さまざまな大変な思いをしながらも、あんがい無事に生まれていました。

災害の際に、すべてが「最悪」な方向に向かうと決まっているわけではありません。むしろそうしたときに胎児や赤ちゃん、あるいは母親の身体の力強さを感じることはよくあります。助産師の方々が異口同音に語った「生物や動物としての生命力」と言えるものかもしれません。そうした身体に刻まれた力は、野性を生きる動物と同じように、危機を回避する能力を備えているようにも思えます。

ふたつめのキーワードはバランス、あるいは調和です。これは主に医療に関わることです。お産は医療のバックアップによって安全が確保される一方で、医療技術に管理され身体をゆだねさせられることで自主性が損なわれるという意見があります。先端医療技術を駆使して安全を確保するのか、自然なお産を選択するのか。こうした二項対立的議論はときとして、多様な選択肢の広がりを排除することもあります。そのことに無自覚であってはならないと思います。

最後のキーワードはめぐるいのちです。荒木裕美さんの言葉の中に、「いっぱい亡くなった方がいたけれど、いっぱい生まれてきた赤ちゃんがいた。その赤ちゃんたちが元気をくれた」とあります。病院の中にも亡くなっていく人があり、生まれてくるいのちがあります。飯舘村の細川さんは、震災から３年経った今も、生まれてくる馬の子どもを「夢と希望」と語ります。長谷川宏さんは「生まれるいのちは希望。年をとってそれを見ていくというのは、ありがたいこと」と言います。

私たちの身の周りには、震災があり、人災があり、また気候の変動や環境の変化があります。人々はときとしてそれに巻き込まれていくこともありますが、そこにまた新しいいのちが生まれてくることを知ることで、心のどこかで安心できる。お産とは、そうしたたくさんのことを考えるきっかけを与えてくれます。それは、新しいいのちが生まれてくることが、持続可能な世界へ「希望」をつなげてくれているからかもしれません。

お産をめぐってはさまざまなアプローチがありますが、「お産」に対する温かいまなざしを多くの方々と共有できたことに心から感謝しております。

きくちさかえ

きくちさかえ

出産育児環境研究会代表。一般社団法人 社会デザイン学会特別研究員（博士：社会デザイン学）。聖隷クリストファー大学非常勤講師。公益社団法人 日本写真協会会員。
自らの出産を機に、マタニティ・コーディネーターとして1984～2010年までマタニティ・クラス、マタニティ・ヨーガクラスの指導にあたる。48歳で大学院に進学。元法務大臣政策秘書を経て、現在は研究者・クリエーターとして出産育児の当事者支援や研究、YOGAクラスでの指導を行っている。八ヶ岳山麓で田舎暮らし。
主著●『DVD付 マタニティ・ヨーガ　安産BOOK』（現代書館2005）、『お産のレシピ』（学陽書房2009）、『卵子ストーリィ』（小学館2004）、『うまれるいのちつながるいのち』（実業之日本社2003）、『産むかもしれないあなたへ』（NECメディアプロダクツ2001）、『イブの出産、アダムの誕生』（農文協1998）ほか。
編著●『お産はっけよい――アクティブに産もう』（現代書館1995）。
共訳●『ニュー・アクティブ・バース』（現代書館 改訂版1998）、『バース・リボーン　よみがえる出産』（現代書館1991）、『シーラおばさんの妊娠と出産の本』（農文協1995）。

写真／きくちさかえ　装幀・デザイン／加藤さよ子

DVD付 みんなのお産《さん》―39人が語る「お産といのち」
2014年6月30日　第1版第1刷発行

編著者　きくちさかえ
発行者　菊地泰博
発行所　株式会社 現代書館
〒102-0072　東京都千代田区飯田橋3-2-5
電話 03(3221)1321
FAX 03(3262)5906
振替 00120-3-83725
http://www.gendaishokan.co.jp
印刷　平河工業社（本文）／東光印刷所（カバー）
製本　越後堂製本

校正協力　栢森 綾
 ISBN978-4-7684-3532-8
定価はカバーに表示してあります。乱丁・落丁本はお取り替えいたします。